統計手法一覧（本書で実習しない手法も含まれる）

簡単な例	研究デザイン	データの種類	統計方法
体重，身長，コレステロール値など． 健康診断で測定した対象者のBMI平均値が25以上すなわち肥満の状態であるといえるかどうかを確かめる	横断研究	量的データ	1標本のt検定 ノンパラメトリック 符号検定
性別，血液型，症状の程度など． 健康診断で実施したアンケートにおいて，減量したいと考えている人の割合が多いかどうかを確かめる		質的データ	比率のZ検定 ノンパラメトリック 符号検定
（対応あり） 減量プログラムに参加した対象者で介入前後の体重の【平均値に差】があるか確かめる	介入研究	量的データ	対応のあるt検定 ノンパラメトリック 符号検定 Wilcoxonの符号付き順位検定
（対応なし） 介入後で減量プログラムに参加した者（介入群）と参加していない者（対照群）で体重の【平均値に差】があるか確かめる			対応のないt検定 ノンパラメトリック Wilcoxonの順位和検定
A地域，B地域の者の血糖値の比較	横断研究		
（対応あり） 減量プログラムに参加した対象者で，介入前後で運動習慣が定着している者とそうでない者の【割合に差】があるか確かめる	介入研究	質的データ	McNemarの検定
（対応なし） 減量プログラムに参加した対象者（介入群）と参加しなかった対象者（対照群）で男女の【比率に差】があるかどうかを確かめる			カイ2乗検定 Fisherの直接確率検定
A地域，B地域の血糖値の高い者の【比率に差】があるかどうか	横断研究		
（対応あり） 減量プログラムに参加した対象者で介入前，介入後，介入後1年の体重に差があるかどうかを確かめる	介入研究	量的データ	一元配置の分散分析（対応あり） ノンパラメトリック Friedman検定
（対応なし） 減量プログラム後において，介入なし，個別栄養指導，集団指導の3群で，体重の【平均値に差】があるかどうかを確かめる			一元配置の分散分析（対応なし） ノンパラメトリック Kruskal-Wallis検定
A，B，Cの3地域の者で血糖値の【平均値に差】があるかどうか	横断研究		
介入なし，個別栄養指導，集団指導の3群で，介入後において運動習慣の定着している対象者数に違いがないかを確かめる	介入研究	質的データ	カイ2乗検定
減量プログラム後において，介入群の体重変化とエネルギー摂取量の【関係の強さ】を確かめる		量的データ	相関分析： Pearsonの相関係数
減量プログラム後において，介入群の体重変化と運動習慣の有無がどの程度関係しているのかを確かめる		質的データ	相関分析： ノンパラメトリック Spearman順位相関係数
減量プログラムによりどの程度エネルギー摂取量を減らせば，どの程度体重が変化するのかを確かめる		量的データ	回帰分析： 単・重回帰分析
BMIがどの程度増加すれば糖尿病にかかる人が増えるのかを確かめる	横断研究	質的データ	回帰分析： ロジスティック回帰分析

- 対応あり，対応なし：同じ対象（動物，人，もの）から同じデータをとった場合（反復測定）は対応あり，異なる対象からとったデータや，同じ対象でも異なるデータをとった場合は対応なしとなる．
- 質的データ：名義尺度（性別，疾患分類など），順序尺度（順位，重症度など）
- 量的データ：間隔尺度（温度，血圧など），比率尺度（身長，時間，速度など）
- ノンパラメトリック：ノンパラメトリック検定は標本の分布が正規分布していない場合に用いる．ノンパラメトリックは，たとえば，分布によらない検定，平均値や分散といった数値を使わないとき，2つの母集団の中央値に差があるようなときに用いる（正規分布：連続データの頻度分布図を作成したとき，ほぼ左右対称で釣り鐘のような形をした分布を示す場合をいう．正規分布かどうかは，正規性の検定が必要であるが，そこまでしなくても頻度分布図でおおよそは把握できる）．
- 有意水準：選択したカットオフ値（慣習的に0.05または0.01が使用されるが任意の値）のこと
- p値：帰無仮説が真か偽であるかを判断する値（帰無仮説が真である確率としてp値を解釈することはできない）．
  p値 < 0.05：慣習的に帰無仮説を棄却するのに十分な根拠があるとされている
  　　　　　　⇒帰無仮説を棄却し，「5％で有意である」という
  p値 ≧ 0.05：帰無仮説を棄却する根拠が十分でない（帰無仮説が真という意味ではなく，棄却するのに十分な根拠がないという意味である）
  　　　　　　⇒帰無仮説を棄却せず，「5％で有意ではない」という
- 両側検定，片側検定
  両側検定：設定した仮説に対する方向性が前もって確信をもてない場合
  片側検定：効果の方向が片側に特異的である場合

栄養科学シリーズ NEXT
Nutrition, Exercise, Rest

公衆栄養学実習

金田雅代・郡 俊之・酒井 徹・山本 茂／編

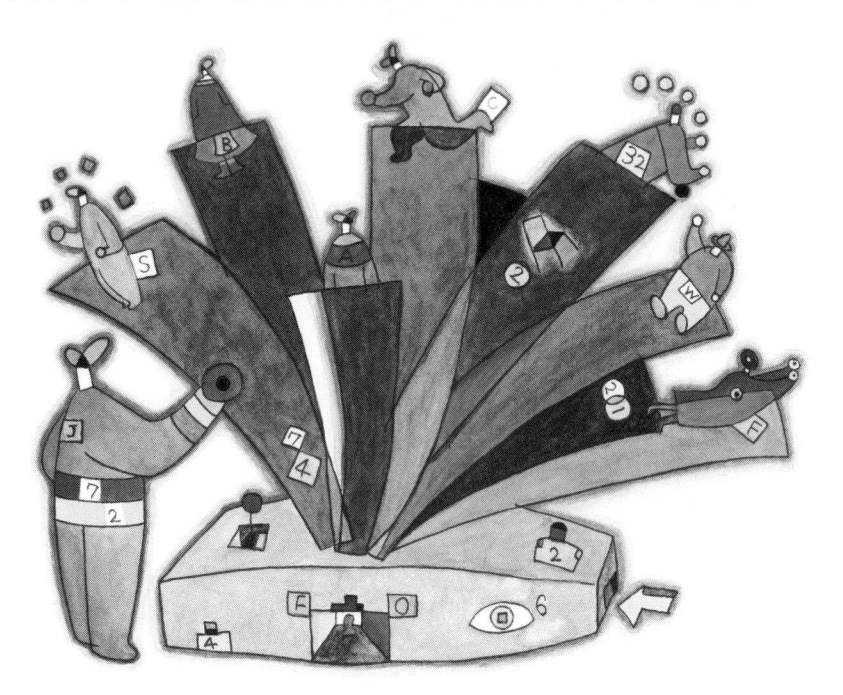

講談社サイエンティフィク

シリーズ総編集

中坊　幸弘	京都府立大学　名誉教授
山本　　茂	十文字学園女子大学大学院人間生活学研究科　教授

実験・実習編担当委員

岡崎　　眞	畿央大学健康科学研究所　客員研究員
片井加奈子	同志社女子大学生活科学部食物栄養科学科　准教授
加藤　秀夫	東北女子大学家政学部健康栄養学科　教授
桑波田雅士	京都府立大学大学院生命環境科学研究科　教授

執筆者一覧

市川　陽子	静岡県立大学食品栄養科学部栄養生命科学科　准教授（19）
梯　　紋子	聖マリアンナ医科大学病院栄養部（4）
金田　雅代*	女子栄養大学　名誉教授（13）
川野　　因	東京農業大学応用生物科学部栄養科学科　教授（11）
草間かおる	青森県立保健大学栄養科学部栄養学科　准教授（9）
國井　大輔	一般社団法人日本栄養管理サービス協会　理事長（5）
久野　一恵	西九州大学健康栄養学部健康栄養学科　教授（8）
久保田　恵	岡山県立大学保健福祉学部栄養学科　教授（10，14）
郡　　俊之*	甲南女子大学医療栄養学部医療栄養学科　准教授（3）
小切間美保	同志社女子大学生活科学部食物栄養科学科　教授（6）
酒井　　徹*	徳島大学大学院医歯薬学研究部実践栄養学分野　教授（7，資料）
佐野　文美	常葉大学健康プロデュース学部健康栄養学科　講師（2）
猿倉　薫子	相模女子大学栄養科学部健康栄養学科　専任講師（16）
澤村　恭子	中部大学応用生物学部食品栄養科学科　教授（5）
鹿内　彩子	青森県立保健大学健康科学部栄養学科　准教授（9）
清水　行栄	東京医科歯科大学医学部附属病院臨床栄養部（17）
志村二三夫	十文字学園女子大学大学院人間生活学研究科食物栄養学専攻　教授（20）
田栗恵美子	元健康保険鳴門病院栄養科（17）
竹市　仁美	京都華頂大学現代家政学部食物栄養学科　教授（15）
垂水　千恵	お茶の水女子大学（18）
巴　　美樹	九州女子大学家政学部栄養学科　教授（12）
松尾　知恵	ニュートリー株式会社マーケティング本部マーケティング部（12）
柳沢　香絵	相模女子大学栄養科学部健康栄養学科　准教授（1）
山口　敦子	天使大学看護栄養学部栄養学科　教授（15）
山田（冨金原）未奈	兵庫県立姫路循環器病センター栄養管理部（4）
山本　　茂*	十文字学園女子大学大学院人間生活学研究科食物栄養学専攻　教授（0）
脇川　典子	守山市立吉身小学校（18）

（五十音順，＊印は編者，かっこ内は担当章）

まえがき

　栄養学は，人の健康を目指すための学問である．基礎栄養学，生理学，生化学，公衆衛生学，食品学などは，そのための基礎分野と考えられる．一方，臨床栄養学，調理学，給食経営管理論，応用栄養学，栄養教育論，公衆栄養学などは現場で活用する知識を学ぶものである．これまで，日本の管理栄養士の現場における研究は，勘や経験に頼ったものが多く，科学的・論理的な根拠に欠けることが多かった．そのおもな原因は，現場は人の生き様そのものを改善していくことであるために，多様な因子が絡んでおり，研究方法が複雑になるためであろう．特に集団を対象とする公衆栄養学の分野の研究は，難しさが如実に現れてくる．これまでに発表された多くの研究内容で，手法・解釈が不適切であったものも多い．では，公衆栄養学での研究は手におえないほど難しいものであるかというと，そうではない．これまでに，管理栄養士を対象にして，研究の現場に即してわかりやすく教える教材がほとんどなかったためであろう．

　研究にあたり，勘や経験だけでは説得できない客観的な評価が求められるため，その技法を知らなくてはならない．最たるものは，統計であろう．本書では，公衆栄養学分野における栄養調査技術を学ぶと同時に，公衆栄養学分野の研究に必要な統計処理の技法を学ぶ．本書は学生実習だけでなく，すでに現場で活躍する管理栄養士，栄養士，栄養教諭などにも活用してもらえるよう強く意識して作成した．

　実習はだいたい2つ用意している．各養成校での進み具合にあわせ適宜選択してほしい．なお，公衆栄養学の中で栄養教育の計画と実施にあたる部分は栄養科学シリーズNEXT「栄養教育論実習」でくわしく実習できるよう，本書とは住み分けをはかっている．

　本書の活用により，管理栄養士・栄養士が現場研究を円滑に実施し，論文を作成するうえで役に立てば，これ以上の喜びはない．

2011年9月

編者　金田雅代
　　　郡　俊之
　　　酒井　徹
　　　山本　茂

http://www.kspub.co.jp よりワークシートをダウンロードできます．

栄養科学シリーズ NEXT
【実験・実習編】の刊行にあたって

　平成14年度からはじまった現在のカリキュラムや教員配置により，管理栄養士養成教育は大変改善されました．

　しかしながら，解決しなくてはならない課題も，多々あります．その中で重要なもののひとつは，養成施設で学ぶ技術と，現場で利用する技術の間に乖離があることです．すなわち，大学で学んだことが，現場では役立たない場合が多いという問題です．わかりやすい例でいいますと，健康日本21の目標に対しての成果はほとんど得られませんでした．

　また，Plan, Do, See という言葉は浸透しましたが，本来の See にはなっておらず，ただ言葉で「よかった，悪かった」という評価で終わっているというような問題も見受けられます．

　このような問題解決のために必要なことは，大学において現場で利用する技術の基礎を習得することだと思います．すなわち，実習の充実が必要です．現在多くの養成施設では，教官が思い思いに教えていることが多いのではないでしょうか．管理栄養士として現場で働くときに必要な技術は何かを明確にした指導マニュアルが必要と思います．

　以上のようなことから，講談社栄養科学シリーズ NEXT の編集委員会では，「管理栄養士が大学で学ぶ技術と現場で利用する技術を結びつける実習書シリーズ」を刊行することにいたしました．また同時に，基礎教育から専門教育へつなげるために「管理栄養士養成のための基礎科目シリーズ」も刊行することになりました．すなわち，栄養科学シリーズ NEXT は，従来の「管理栄養士のための教育」の前後を挟む形で「管理栄養士養成のための基礎科目シリーズ」と「管理栄養士が現場で役立つ技術を養成施設で獲得できる実習書シリーズ」を作成し，管理栄養士教育が円滑にすすみ，充実したものになるであろうと考えました．

　この実習テキストシリーズにより，養成施設での技術教育が現場の実務の中で役立てば，この上ない喜びです．

シリーズ総編集　山本　茂

公衆栄養学実習──目次

0. 公衆栄養学研究とは 1
    0.1 　公衆栄養学分野の研究 1
    0.2 　PDCA サイクル 1
    0.3 　Plan（計画） 3
    0.4 　Do（実施・実行） 5
    0.5 　Check（点検・評価） 5
    0.6 　論文作成 5

研究計画編

1. 文献検索法 8
    1.1 　国際論文検索サービス PubMed の利用方法 8
    1.2 　日本の論文検索サービス CiNii の利用方法 10

2. 研究デザイン 12
    2.1 　観察研究 12
    2.2 　介入研究 13

3. 栄養調査日数 15
    3.1 　エネルギーと栄養素の摂取量のばらつきを考える 15
    3.2 　不連続の 3 日間の栄養調査が推奨される理由と大規模の 1 日栄養調査の意味 17
    3.3 　栄養調査に必要な日数の計算 18

4. サンプルサイズの計算 19
    4.1 　横断研究の場合 20
    4.2 　介入研究の場合 22

5. サンプル抽出法 24
    5.1 　Excel を用いる方法 24
    5.2 　層化抽出法 26
    5.3 　集落抽出法 26

6. 倫理審査，インフォームドコンセント，研究計画書 28
    6.1 　倫理審査と倫理審査委員会 28
    6.2 　インフォームドコンセント 29
    6.3 　研究計画書 31

栄養調査編

7. 24 時間思い出し法 40
    7.1 　24 時間思い出し法の実際 40

8. 秤量記録法（実測法） 50
    8.1 　調理前から調査できる場合：家庭料理，学校給食，病院給食など . 50
    8.2 　出来上がった料理からの計算 51

9. 食物摂取頻度調査法 54
    9.1 　食物摂取頻度調査法の実際 54
    9.2 　簡便な FFQ で習慣的な摂取量がわかるしくみ 56
    9.3 　食品群別リストを用いた FFQ 59

10. 質問票の作成法 ... 63
- 10.1 質問票による調査 ... 63
- 10.2 テーマの設定 ... 64
- 10.3 質問票の構成 ... 65

11. 生活活動時間調査によるエネルギー消費量測定 ... 71
- 11.1 生活活動記録によるエネルギー消費量の算出 ... 72

12. 食事摂取基準の活用法 ... 77
- 12.1 事例：タンパク質の摂取基準 ... 77

データ処理編

13. データ入力，図表作成：平均値と標準偏差を知る ... 82
- 13.1 平均値と標準偏差をグラフで示す ... 82
- 13.2 平均値と標準偏差から差の有無を検討する ... 86

14. 質問票の整理 ... 91
- 14.1 質問票による調査の結果を整理する ... 91
- 14.2 要因の区分の仕方 ... 94
- 14.3 結果をまとめる ... 95

15. カイ2乗検定 ... 98
- 15.1 χ^2値による2変数の検定 ... 98
- 15.2 Excelを用いたときの算定の手順 ... 99
- 15.3 3変数以上の検定 ... 100

16. オッズ比 ... 102
- 16.1 オッズ比の求め方 ... 102
- 16.2 オッズ比の計算例 ... 103

17. 相関関係と回帰直線 ... 105
- 17.1 散布図と相関係数 ... 105
- 17.2 散布図と回帰直線を表示させる ... 106

18. 2群の平均値の比較：対応のあるt検定と，対応のないt検定 ... 111
- 18.1 対応のある2群での比較 ... 111
- 18.2 対応のない2群での比較 ... 113
- 18.3 介入前後の結果のまとめ：対応のあるt検定と対応のないt検定 ... 116

19. 3群以上の多重比較 ... 119
- 19.1 統計ソフトでの計算手順の例 ... 120

論文作成編

20. 論文の書き方 ... 124
- 20.1 研究計画（プロトコール）と論文 ... 124
- 20.2 具体例をもとにした論文作成のポイント ... 125

資料編 ①目安量・重量換算表 ... 129
②調味料・油脂・砂糖類　目安量・重量換算表 ... 133
③調味料の割合・吸油率表 ... 133

索引 ... 135

0. 公衆栄養学研究とは

> ねらい
> ●公衆栄養学分野での研究全体の流れを把握する．
> ●公衆栄養学研究を実施する際の PDCA サイクルの重要性を理解する．

0.1 公衆栄養学分野の研究

　マウスやラットを用いる動物実験を主体とした研究では，同じような遺伝子をもった対象を，同じような環境（住居＝ケージ，食事，温度など）で飼育し，常時観察できるため，研究結果に個体差の影響が出にくい．しかしヒトを対象とした研究では，それらの大部分が個体間で異なるために研究計画やデータの処理方法が一般的に複雑になる．公衆栄養学分野での研究は，ヒトの栄養と健康の関係について行うものが主であるため，適切な計画なくして，結論を導くのは困難である．近年はどの分野でもエビデンス（根拠）に基づいた研究があたり前となっている．公衆栄養学研究も根拠に基づいた研究（EBN：evidence based nutrition）で成果が得られるよう，研究の質を高めていく必要があるだろう．

0.2 PDCA サイクル

　公衆栄養学の研究計画は，PDCA サイクルに沿って行うことが必要となる．PDCA とは，サイクルを構成する次の 4 段階の頭文字をつなげたものである．
- Plan（計画）：テーマ（タイトル）を作成し，これまでにわかっていること，わかっていないことを明確にし，だから自分はこの研究で何をするのかの計画を作成する．
- Do（実施・実行）：計画に沿って調査・実験を行う．
- Check（点検・評価）：得られた数字から統計学などを用いて処理した結果から結論を導く．
- Act（処置・改善）：得られた結論が仮説の通りであれば，そこから行動に移す．もし仮説通りの結論が得られないときは，新たに PDC を行う（次の研究）．PD を実施し，その結果をチェックし（C），Act では次の PDC につなげ，

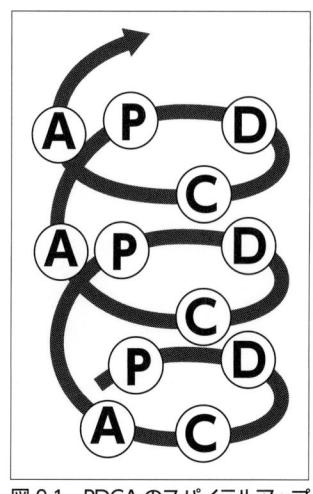

図 0.1　PDCA のスパイラルアップ

らせんを描くように1周ごとにサイクルを向上（スパイラルアップ，図0.1）させて，継続的に発展させる．入念な評価を行う必要性を強調してCheckをStudyに置き換え，PDSAサイクルと称することもある．

図0.2に研究の流れと，本書の該当する部分を示した．

Plan（計画）
1) 研究テーマを決める
2) 目的と背景をしっかり把握する（1章）
3) 研究デザインをつくる（2章）
4) 調査日数の計算をする（3章）
5) 必要なサンプル数を計算する（4章）
6) サンプル抽出法を決める（5章）
7) 倫理審査申請書を作成する（6章）
8) 調査のための依頼書を書き，インフォームドコンセントに沿って，対象者やその保護者などの承認印をもらう（対象者が多数でも必要である）（6章）

Do（実施・実行）
- 栄養調査
  - ①24時間思い出し法（7章）
  - ②秤量記録法（8章）
  - ③食物摂取頻度調査法（FFQ）（9章）
  - ④質問票法（10章）
- 測定
  - ①エネルギー消費量測定（11章）
- 食事摂取基準の活用（12章）

Check（点検・評価）
各種統計学知識によるデータ処理の実施
- 平均値，標準偏差の性質を知り，グラフなどを作成する（13章）
- 質問票データの整理（14章）
- カイ2乗検定の実施（15章），オッズ比の計算（16章）
- 相関係数と回帰直線（17章）
- 2群の平均値の比較（18章）
  - ①対応のある場合
  - ②対応のない場合
- 3群以上の平均値の比較（19章）

論文作成
論文作成法（20章）
1) タイトル
2) 著者名と所属先
3) 要旨：全論文の要点を，背景，目的，方法，結果，結論の順に書く．
4) キーワード：自分の論文を誰かが検索するときのキーとなる単語を示しておく．
5) 本文
   - ①序論：研究の背景，目的を文献など引用しながら書く．
   - ②方法：誰かが行おうとしたときに可能になるように書く．
   - ③結果
   - ④考察
   - ⑤謝辞
   - ⑥引用文献

Act（処置・改善）

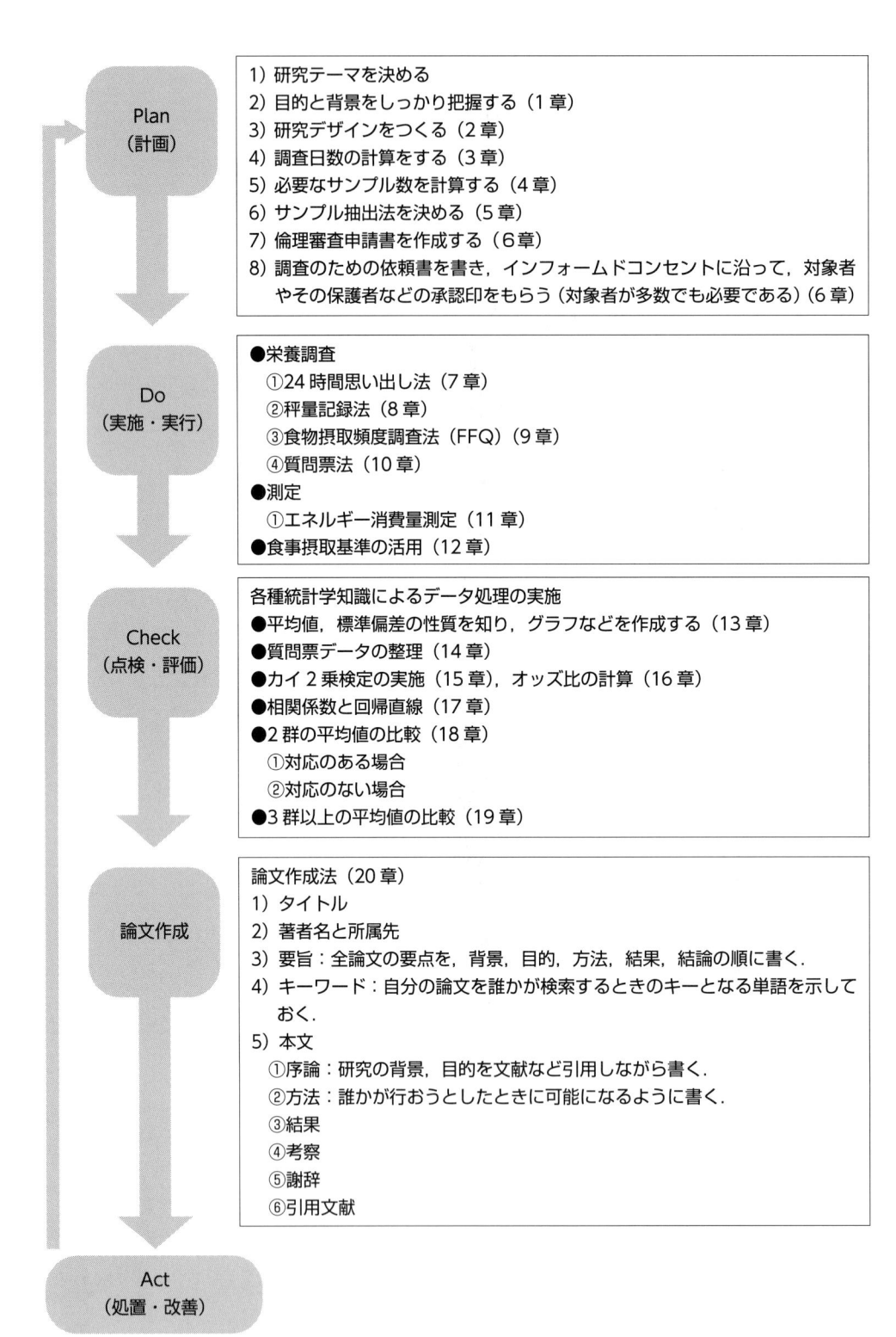

図0.2　公衆栄養学研究とPDCAサイクル

0.3 Plan（計画）

A. 研究テーマ，背景と目的

　研究テーマを決める．テーマの研究を進めるにあたって，これまでに何がわかり，わかっていないか，だから自分は何をするのかを明確にする．背景はこれまでに公表されている論文をネットの検索方法などを駆使して調べる（1章参照）．その結果から目的をつくる．

B. 研究デザインをつくる

　研究デザインでは，どのような形の調査をするかを決める．公衆栄養学研究では，「横断研究」や「介入研究」が行われることが多い（2章参照）．

C. 調査日数の計算

　現在，国民健康・栄養調査では調査日数は1日であるが，エネルギーや栄養素の種類によっては，調査に必要な日数が異なることもあり，実施したい調査のテーマごとに，どの程度の日数を必要とするか，算出する必要がある（3章参照）．

D. 必要なサンプルサイズの計算とサンプル抽出法

　ある集団を調査しようとしたときに，何人が必要であるかの目安を立ててから臨まなくてはならない．多数の対象者であれば，データの信頼性は高いであろうが，研究には時間，経費，人手がかかり，困難になる．人数不足から得られた結果で，集団全体を語ってはいけない．そのような研究では，統計的な客観性のある結論ではなく，自分の主観に基づいた勝手な結論になることが多い（4章参照）．

　また，最終的に統計学的な処理をして望ましいと思われる結果が出ても，最初の対象者選びの段階が作為的であると，せっかくの調査が無駄になる．調査しようとする母集団の一部を取り出した標本から，集団全体の特徴を推定する場合，集団を代表するような対象者を無作為に選んで調査しなくてはならない（5章参照）．

E. 倫理審査申請書の提出とインフォームドコンセント

　公衆栄養学研究では，おもにヒトを対象とするため，倫理審査を通すことと，対象者やその保護者などへのインフォームドコンセントは重要な事柄である（6章参照）．

研究者の思い込み禁止

対象者の選び方を間違えない（代表性の重要性）

たとえば，対象となった子どもの食生活は乱れていたという結果から，最近の子どもの食生活は乱れていると結論する．そのような結果を，何の疑いもなく認めることは危険である．まず，どのような対象者で調べられた結果なのかを考える必要がある．

研究者が勝手に選んだ（作為的）対象者は，食生活が乱れた人たちばかりの可能性がある．逆に，規則正しい食生活を心掛けている人ばかりを選んだときには，今の子どもの食生活は乱れてないという逆の結果になる．自分が結論付けたい方向に都合のよい結果が得られそうな対象者を選んでも実態調査にはならない．特にそのような意図がなかったとしても，同じリスクをはらんでいる．

また，A町の小学生全員を対象とした全数調査の結果でも，「最近の子どもは‥‥」と結論してはいけない．あくまでも「A町の子どもの結果」としなくてはならない．似たような研究がいろいろな地域から集まり，それらをまとめた結果から初めて「最近の子どもは‥‥」といえるものである．この分野の研究では，1つの研究結果が絶対的であるという考えは避けるべきであろう．

決めつけないこと

不確実な仮定のうえで研究を進めない．たとえば，日本でがん（悪性新生物）や心臓病（心疾患）の死亡率が増えたこと（図0.3）が食の欧米化によると決めつけて調査に取りかかってはいけない．そのような疾患の死亡率や患者数が増えたのは，人口に占める高齢者の割合が増えたことが，より重要な要因になっている可能性がある．人口構成を調整した死亡率（年齢調整死亡率，図0.4）でも同じ結果が得られるかといった配慮が必要である．

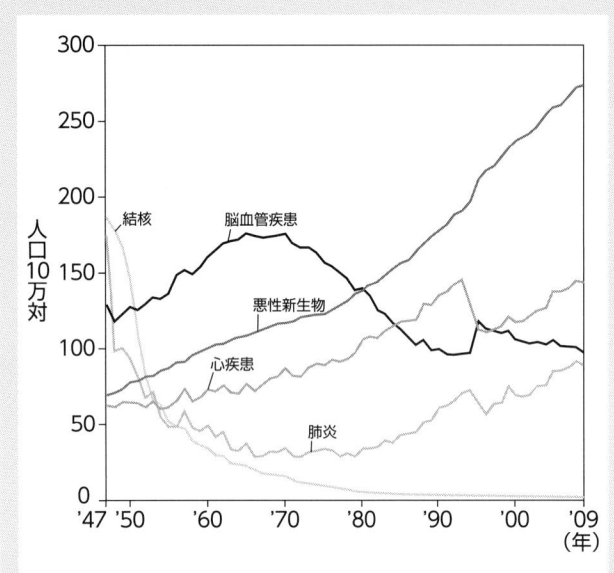

図0.3　粗人口の主要疾患死亡率

図0.4　年齢調整人口の死亡率

ほかの例をあげると，近年の日本人の脂質摂取量は数倍に増えたと一般的によくいわれる．しかし，これはいつの摂取量を分母とするかで大きく異なる．増えたという考えの場合，第二次世界大戦後の食糧不足の時代の摂取量を基準（分母）にしている場合が多い．図0.5に脂肪摂取量の変化を示した．脂肪摂取量は，1975年ころまで急速に増え（改善され），その後はほとんど横ばいである．図0.3と図0.4に見られるように，1975年以前の国民の最大の死因は脳血管疾患である．その主原因は，脂質やタンパク質摂取量が低いために細胞膜が脆弱であったことであろう．また，脂質量の少ない食事というのは一般的に穀類と塩蔵物の多い単調な食事であるために食塩摂取量が高くなり，高血圧になりやすい．すなわち，弱い血管に強い圧力が加わり，血管が傷つき，破れやすかったのであると考えると，データが示すさまざまなものが見えてくる．

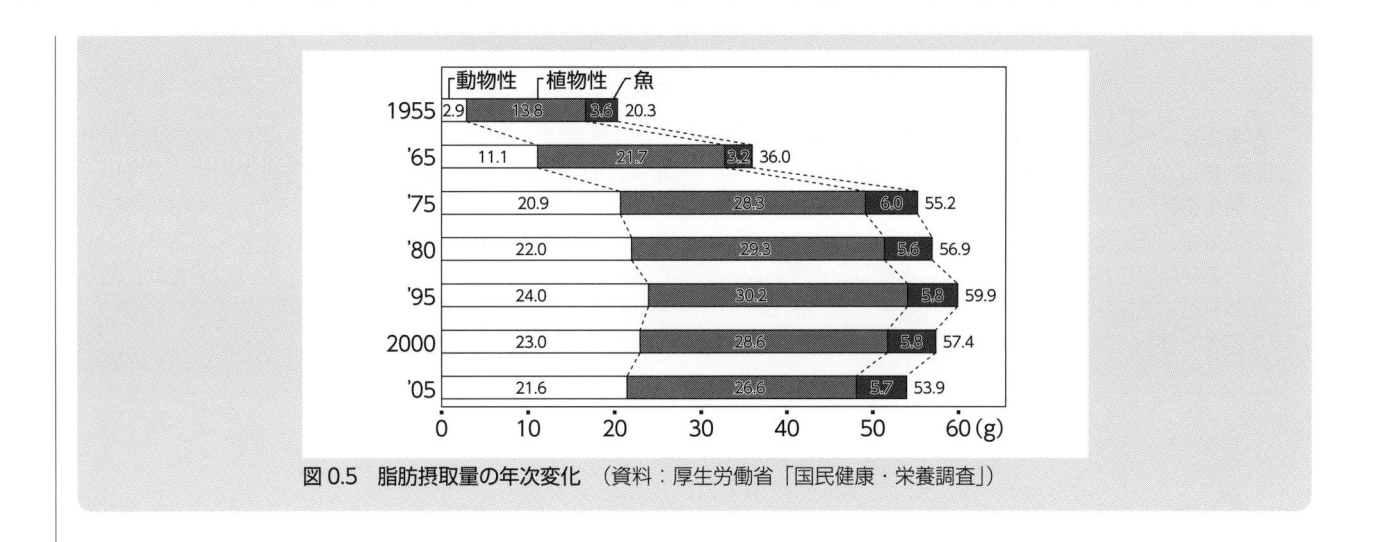

図0.5 脂肪摂取量の年次変化 （資料：厚生労働省「国民健康・栄養調査」）

0.4　Do（実施・実行）

　栄養調査では摂取した栄養素やエネルギー測定のため，24時間思い出し法（7章）や実測法として秤量記録法（8章）を実施したり，食物摂取頻度調査法（FFQ，9章）を実施したりする．エネルギー消費量の測定（11章）も多くなされる．また，いずれの調査も並行してアンケートを実施することも多く，アンケートのみのこともある．質問票法（10章）のテクニックは重要である．

0.5　Check（点検・評価）

　調査結果を各種統計学の手法によりデータ処理することで，結果を導き出す．平均値，標準偏差の性質を知り，グラフなどを作成すること（13章）で，全体のデータの傾向を知ることができる．また，効率のよい確実なデータの整理（14章）のための手法の習得によって，測定のエラー値なども見つけることができる．
　また，統計処理には多くの手法があり，また制約もある．初めの研究計画でしっかりと統計処理を考えて調査を実施しても，期待した結果が得られない（仮説を証明できない）ネガティブデータが得られることも多い．しかし，ネガティブデータは，研究の目的さえ妥当であれば重要な結果である．
　本書では公衆栄養学研究でよく使われるカイ2乗検定（15章），オッズ比の計算（16章），相関係数と回帰直線（17章），2群の平均値の比較（18章），3群以上の平均値の比較（19章）を実習する．

0.6　論文作成

　PDCのまとめが，論文または報告書の作成である．論文は基本構成に従って作成する（20章参照）．特に序論，結果，考察を混同しないことは重要である．

レフリー制度

　苦労して実施した研究の集大成は研究業績（論文）であろう．論文作成は，多くの研究者にとって，研究の実施以上に困難なものである．研究論文を掲載する雑誌の大部分では，編集委員の下にレフリー（審査員）が1～3名配置されている．編集委員，レフリーは，論文に問題点がないか，むしろネガティブな視点からチェックを行う．ネガティブな視点から見ても大丈夫であるとの説明ができて採択となる．このレフリー制度がない雑誌や本は，著者だけの意見で書けるので，認めがたい内容でも公表できることになる．それ故，研究者の評価には，レフリーつきの論文がどれだけあるかが常に問われることになる．論文を書くときは，そのようなレフリーを納得させる書き方が必要である．初心者の論文の問題の1つは，序論，結果，考察の明確な区別ができていないことであろう．

【研究計画編】

　公衆栄養学の代表的な研究には，栄養調査で食事，健康，栄養状態などの実態を明らかにするもの，栄養教育・食事指導などの効果を評価するものがある．調査は研究の中心となる部分である．研究を完成させるためには得られた調査結果の評価（結論）が必要である．そのためには，「ツール」が必要となる．化学実験のツールは，試験管，試薬などの物質なのでわかりやすいが，公衆栄養で用いるツールは，理論的なもので，目に見えるものではないのでその使い方がわかり難い．

　たとえば，20代の女性で朝食欠食が7％いるとする．その割合を個人の感覚で評価すると，多いという人と，逆に少ないという人に分かれるであろう．ここでは，客観的な評価が欲しい．たとえば，30代以上の人に比べて率が高いとか，昨年より率が高くなっているというような表現ができると，結果の解釈が客観的になる．

　また，食事調査をする場合，対象者は10人，100人それとも1,000人必要なのかをある程度推測しておかなくては，仕事量に大きな差が出ることになる．必要な人数の推測をするツールについても知っておきたい．

　さらに，必要なサンプル数の計算や得られたデータ解析は，群数（1群，2群あるいは3群以上か），データの種類（質的か量的か），データの分布状態（正規分布か）などで異なる．

　これらの因子が絡み合うと，どう交通整理すればいいのかに悩む．統計方法についての専門書は多数あるが，管理栄養士・栄養士が利用するには専門的すぎて消化不良に終わり，これまで研究論文の作成上の制約になってきた．本書の最大の目標は，これらについてできるだけわかりやすく，そのまま真似をすることで，大部分の統計処理ができ，論文，報告書をスムーズにつくることができる技術を身につけることである．それはあたかも，車のエンジンの詳しいメカニズムを完全に知ることは大部分の人にとって不可能に近いが，そのような人が現実に車を自由自在に扱っている様と似ている．車は移動のツールであり，簡単なメカニズムと運転方法さえわかれば十分といえよう．

1. 文献検索法

> **ねらい**
> - キーワードなどから論文を検索できるようにする．
> - 自分の行おうとする研究に近い論文を探す方法を学ぶ．
> - 目的とする研究の「何がどこまでわかっているか」を明らかにできるようになる．

　過去にどのような研究が報告されているかを知ることは，研究計画の時点でも，最終的な論文を作成（20章）する時点でも重要となる．これまでの研究で何がどこまでわかっており，何がわかっていないかを明らかにすることが，研究の背景となる．また，だから何を行うのかという目的設定につながり，研究に必要なサンプルサイズの計算（4章）にも必要となってくる．過去の研究を探るには，今日ではインターネットによる検索が便利である．これらの文献検索サービスの大部分は無料であり，使い方も簡単なのでぜひ活用してもらいたい．

　国際的には，米国立医学図書館の生物工学情報センター（NCBI）が運営する医学・生物学分野（栄養学も含まれる）の学術文献検索サービス PubMed（パブメド，http://www.ncbi.nlm.nih.gov/pubmed）がある．日本語による検索もインターネットで可能となっている．

　国内では，国立情報学研究所（NII, National institute of infomatics）が運営する学術文献のデータベース・サービス CiNii（サイニィ，Citation Information by NII, http://ci.nii.ac.jp/）がある．2011年8月時点で国内の大部分の学会誌，大学などが発行する紀要などから，約 1,500 万件の論文本文を PDF として保存している．保存している論文はその一部が有料で，残りは無料で公開されている．国内で発行されている医学・歯学・薬学およびその関連領域の論文検索サービスとしては，医学中央雑誌（医中誌，http://www.jamas.or.jp/）もある．

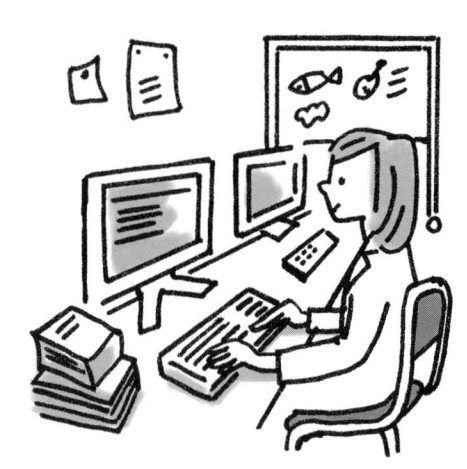

1.1　国際論文検索サービス PubMed の利用方法

①インターネットの検索で，PubMed あるいは http://www.ncbi.nlm.nih.gov/pubmed を入力する．
　図 1.1 の画面が出てくる．上の空白の枠に，自分の探したい分野のキーワード（研究者名，雑誌名なども可

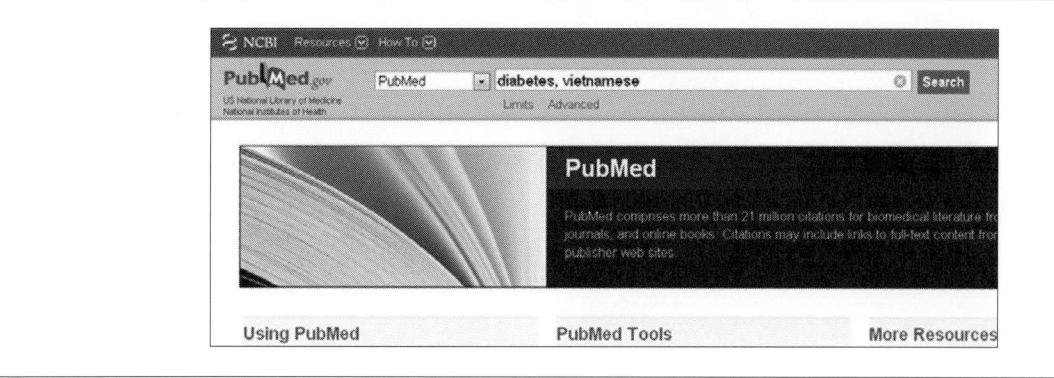

図 1.1　PubMed

能）を入力する．ここでは，例として diabetes（糖尿病），Vietnamese（ベトナム人）を入れて，「Search」
をクリックする．
②検索の結果が表示される（図 1.2）．
　「Results：1 to 20 of 51」というのは，51 の論文が PubMed に掲載されており，このページではそのうちの 1〜20 を示すという意味である．「Free Full Text（13）」は，13 の論文はテキスト全文を無料でダウンロード可能，「Review（4）」は総説が 4 論文あるという意味（総説以外は，原著論文）である．
③「Page」のところに希望するページあるいは「next」をクリックし，見たい文献を探す．
　1〜51 の論文のタイトル，著者名，雑誌の名前，巻，号，ページ，発行年などが掲載されているので見

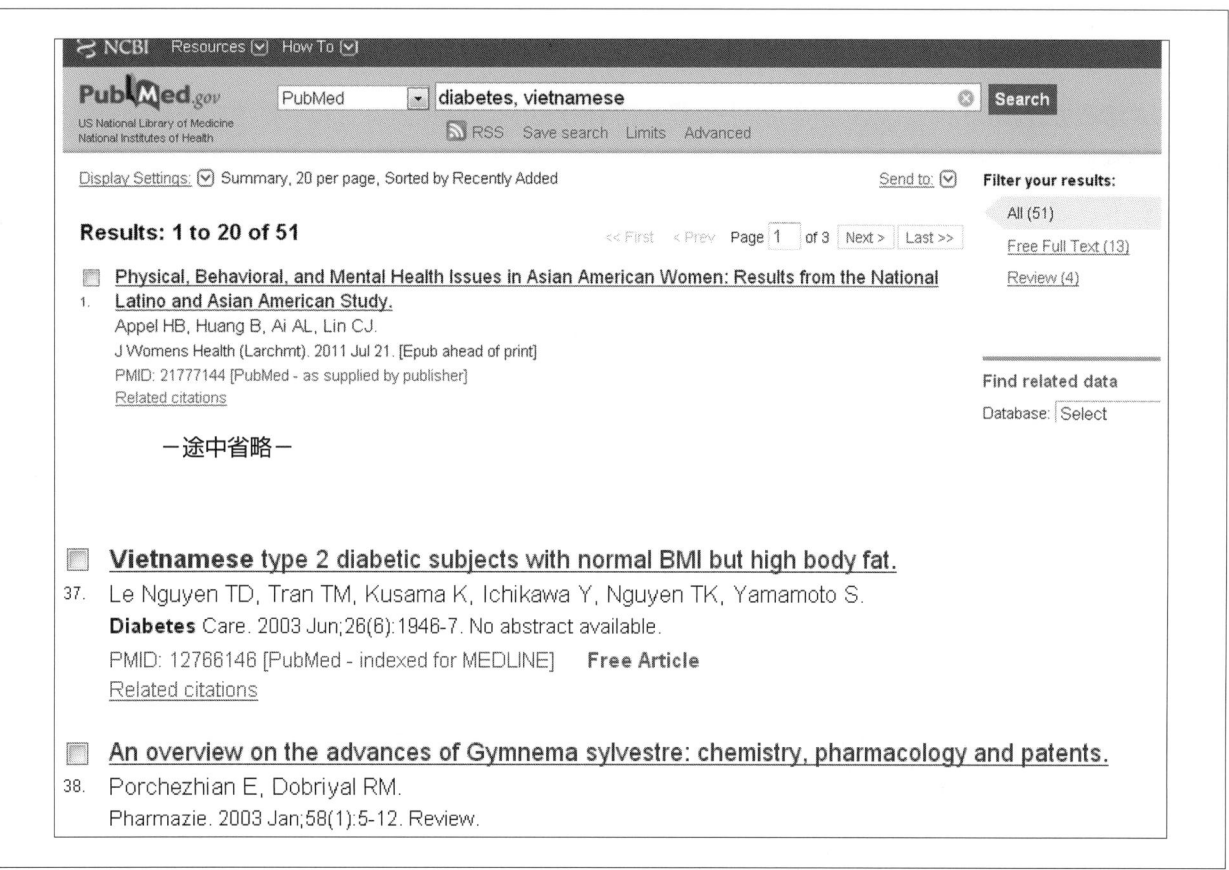

図 1.2　検索の結果の抜粋

1.1　国際論文検索サービス PubMed の利用方法

たい文献を探す．
④論文を選択する．

　たとえば論文名を選択すると，図1.3のようにタイトル，名前，要旨が表示される．「FULL TEXT Free」と書いてあるところをクリックすると，無料でこの論文の全ページをダウンロードすることができ，印刷をして自由に読むことができる．

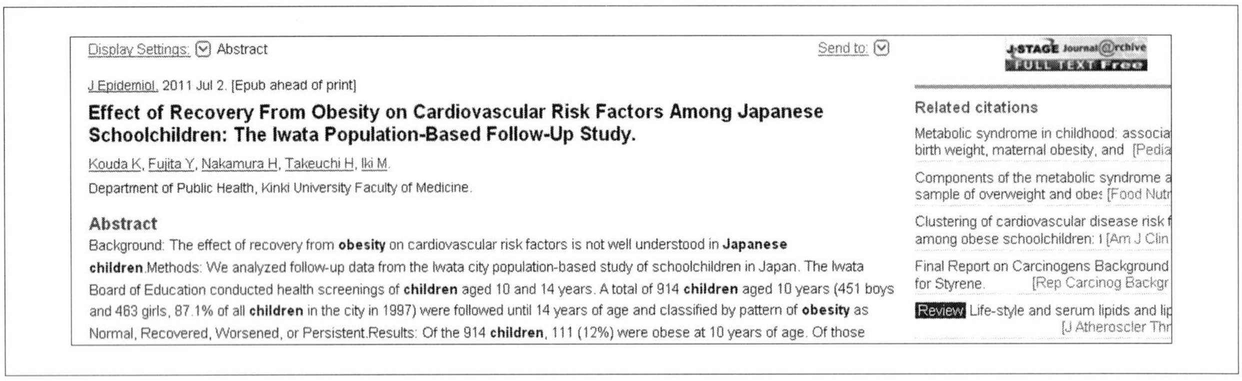

図1.3　論文の表示例

1.2　日本の論文検索サービス CiNii の利用方法

①インターネットの検索で，CiNii（サイニィ）あるいは http://ci.nii.ac.jp/ を入力する．
②図1.4の画面が出てくるので，キーワードや研究者名の入力で検索を開始する．医学中央雑誌も含まれている（独自の検索サービスもある）．
③あとの操作は，PubMed で述べた方法と同様に検索する．

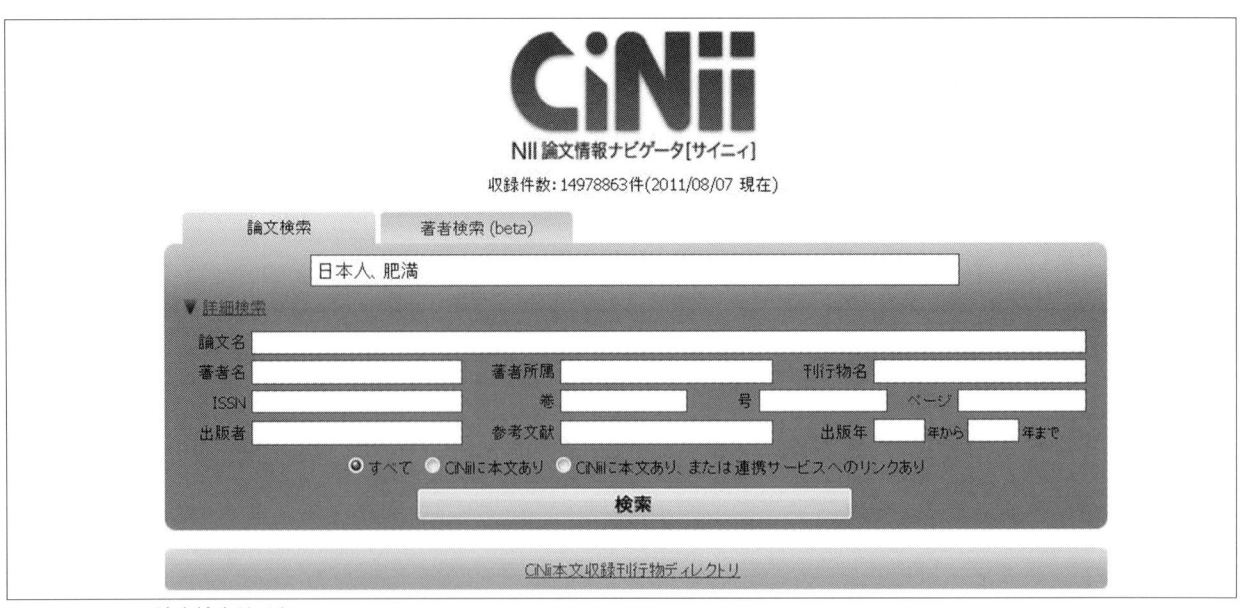

図1.4　CiNii の論文検索サイト

1. 文献検索法

実習 論文検索

班に分かれて，日本，米国，欧州など国，地域を選び，肥満者の割合に関する論文を，インターネットの検索サービスを用いて各班10編以上検索する．それを読み，肥満者割合，年次変化，原因などについてまとめる．また，各班の結果をもち寄り，比較検討する．

ワークシート1-1 論文検索

論文タイトル	筆頭著者名 雑誌名	巻，頁 発表年	背景，目的	方法，結果の要約

2. 研究デザイン

> ねらい
> ●横断研究，介入研究のデザインについて学ぶ

　研究デザインのとらえ方にはいくつかあるが，研究者の立場からは「観察研究」と「介入研究」という分け方がされる．観察研究は，ある集団の食生活の実態やエネルギー摂取量などの実態を知るために研究者が対象者を観察する．一方，介入研究は，ある食品を多く食べたらどうなるだろうかなどと，研究者が集団に対して意図的に介入し，介入群と介入しない対照群（コントロール群）との比較や，介入の前後の比較などを行う．

　また，時間と空間を考えて，ある時間で広い空間（集団）の断面を切って観察するのが「横断研究」，ある空間（集団）を固定して時間軸に沿ってある期間観察するのを「縦断研究」という．

　公衆栄養学の研究では，「横断研究」や「介入研究」が行われることが多い．

2.1　観察研究

A. 横断研究

　横断研究（cross-sectional study）は，ある集団の，ある時点における研究をいう．全数を調査することができない場合が多いので，集団を代表するようなサンプル（標本）を選ぶ．まずは，そのために必要なサンプルサイズ（標本数）について，大体の目安（10人，50人，100人，1,000人，10,000人など）を推測する方法を知る必要がある（4.1節参照）．

　また，標本は，集団の特徴を代表するものでなくてはならない．そのためにサンプル抽出法が重要となる（5章参照）．たとえば，ある女子大学の学生の朝食欠食の割合を調べて，最近の若者について論じることはできない．それは，たとえば東京の○○大学学生の結果としかいえない．集団を輪切りにして選ばれる人たちをイメージすればわかりやすい．代表性を配慮したうえでも，対象者を選ぶうえで日常的に各種の制約が起こるが，それでも十分代表性をもつ人たちであることを説明する必要がある．完全にはできないかもしれないが，何も知らずにやらなかったのか，それを知っていたうえでやれなかったのかでは，意味が大きく異なる．

2.2 介入研究

研究者が集団に対して意図的に栄養教育や食事を与え，効果を調べる研究などをいう．

公衆栄養学研究でよく使われる介入研究のイメージを図 2.1 に示した．それぞれのサンプルサイズの計算は 4.2 節参照．

【1 群の前後比較】

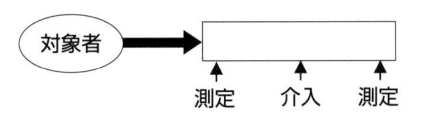

対象者 → 測定 介入 測定

介入前後の数値の比較
（18 章参照．対応のある平均値の比較）

【2 群の比較（平行法）】

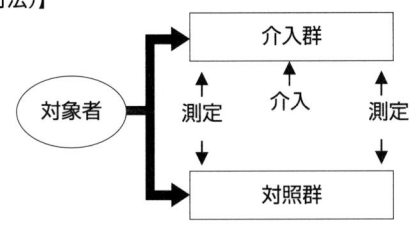

対象者 → 介入群（測定 介入 測定）
　　　 → 対照群

対象者を，介入群と対照群の 2 群に割り付ける
（18 章参照．対応のない 2 群の比較）

【2 群の比較（交叉法，クロスオーバー法）】

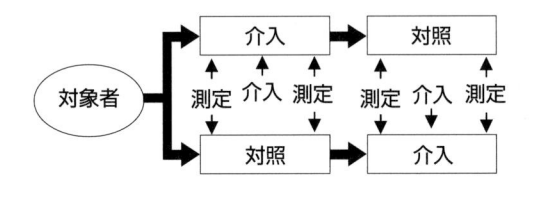

対象者 → 介入 → 対照（測定 介入 測定／測定 介入 測定）
　　　 → 対照 → 介入

対象者を 2 群に割り付け，介入期間および対照期間を交叉（クロスオーバー）させる．全対象者が，両方の期間を経験するので個人差の影響が少なくなるため，観察値のばらつき（偏差）が小さくなり，少ない対象者数で結果を出すことができる．

図 2.1 介入研究の代表例
介入研究の場合，2 群に割り付ける際，開始時の測定値差が出ないように努める．

実習　研究デザイン

班ごとに食事と糖尿病または脂質異常症などに関する論文を 10 編以上検索し，論文タイトル，サンプルサイズ，調査期間，研究デザインを整理する．

ワークシート 2-1　食事と糖尿病または脂質異常症などに関する論文の研究デザインのまとめ

論文タイトル	筆頭著者名 雑誌名 巻．頁，発表年	調査対象者人数 （サンプルサイズ）	調査期間	研究デザインの種類

3. 栄養調査日数

ねらい
- 24時間思い出し法や秤量記録法といった栄養調査法で，不連続の3日が望ましいといわれる理由を説明できるようになる．
- 1日の大規模栄養調査の意味を説明できるようになる．
- エネルギー・栄養素の種類で調査に必要な日数が異なることを認識する．

食事調査では，対象者の（ある程度）正確な摂取量が必要になる．個人の食事内容は通常，日々異なっている（個人内変動）ために，1日の調査の信頼度は高いとはいえない．日数を長くしていけば，平均値（習慣的摂取量）は，徐々に一定になる．長いほど，より一定になり信頼度は高まるが，長すぎると調査者，対象者の負担が増え，逆に信頼度が低下する危険性を生じる．そのため，信頼できる範囲で最短の日数で調査を実施することが必要となる．

また，栄養素によって必要な調査日数が異なることが多い．ほとんど毎日摂取しなくてはならないようなエネルギーやタンパク質は比較的短期間でよいが，体内貯蔵が可能な微量栄養素では調査日数が長くなることが多い．調査を実施する曜日（平日と休日）や季節といった要因の影響にも注意する必要がある．

3.1 エネルギーと栄養素の摂取量のばらつきを考える

設定
24時間思い出し法によるAクラス30名の5日間の栄養調査を行い，エネルギー，タンパク質，カルシウムの摂取量を計算した（表3.1）．
各個人の5日間の平均値，標準偏差および変動係数，調査開始1日目からの積算平均摂取量（2日間，3日間，4日間，5日間）を算出し，例として，Nさんの値を表3.2に示した（平均値，標準偏差の算出法は13章参照）．

標準偏差は平均値に対するばらつきを示す尺度であり，値が大きくなるほどばらつきが大きいことを意味する．しかし，エネルギー（kcal），タンパク質（g），カルシウム（mg）のように単位が異なるものについては，単純に標準偏差の値の大小でばらつきの程度を判断できない．そこでこれら個人内変動の程度を比較するために，単位の影響を受けない変動係数（coefficient of variation：CV）を利用する．

$$変動係数 CV（\%）＝ 標準偏差／平均値 \times 100$$

表 3.1　24 時間思い出し法による A クラス 30 名の 5 日間の栄養調査の例（抜粋）

ID	エネルギー（kcal/日）					タンパク質（g/日）					カルシウム（mg/日）				
	1日目	2日目	3日目	4日目	5日目	1日目	2日目	3日目	4日目	5日目	1日目	2日目	3日目	4日目	5日目
1	1,941	1,790	2,319	2,306	2,023	84	52	80	96	85	510	385	541	899	880
2	2,437	2,230	2,601	2,259	2,405	95	80	84	70	95	1,209	701	807	554	841
3	2,213	2,705	2,301	2,220	2,380	68	90	81	78	88	777	911	488	510	740
4	1,574	2,570	1,950	2,300	2,231	40	88	70	78	86	406	660	469	700	481
5	1,961	1,680	1,895	2,014	1,987	60	55	64	71	74	712	388	610	544	497
6	2,437	3,110	2,897	2,988	3,047	98	102	89	79	111	988	950	670	587	897
7	2,865	1,998	2,145	2,300	2,245	102	59	78	69	78	742	412	397	689	598
8	2,858	2,996	3,250	2,542	2,866	104	98	102	81	88	1,174	978	1,030	511	799
9	1,695	2,130	1,995	1,789	2,301	42	77	79	69	80	458	396	611	319	712
10	1,084	2,300	1,987	2,501	1,976	42	80	79	95	69	224	871	421	699	512
11	954	1,622	2,156	2,231	2,115	42	64	88	79	70	315	669	688	578	498
12	1,126	1,654	2,123	1,885	1,498	45	60	81	69	55	239	398	557	498	368
13	1,808	2,210	2,450	1,994	1,999	63	77	84	70	82	908	666	741	874	778
14	2,880	1,498	2,654	2,398	2,788	121	66	88	89	90	927	411	800	551	789
15	1,440	1,884	1,664	1,798	1,698	42	66	71	68	77	277	645	554	498	623
16	1,529	1,477	1,894	1,499	2,003	47	55	66	51	71	346	299	469	335	719
17	1,724	2,200	1,884	1,962	2,301	59	77	69	80	78	604	600	512	622	598
18	2,323	1,988	1,741	2,230	1,968	96	88	70	79	88	1,108	480	499	889	798
19	1,319	2,010	1,896	2,211	1,688	40	80	74	73	69	278	744	711	803	396
20	1,642	1,556	1,712	1,698	1,590	58	62	66	63	70	569	378	621	592	480
21	1,216	2,003	1,654	1,899	1,345	48	66	68	71	51	310	632	521	498	368
22	2,231	1,400	1,995	2,310	1,987	63	43	77	80	80	655	455	449	789	775
23	2,030	1,930	2,200	2,140	2,111	76	69	78	68	81	634	499	803	700	698
24	1,561	1,499	1,866	1,912	1,490	51	56	81	77	59	415	329	551	799	384
25	1,548	2,130	2,230	1,570	1,470	61	69	88	70	65	659	690	710	460	397
26	2,385	2,110	2,541	1,997	2,003	98	88	89	74	83	910	600	799	497	660
27	1,910	1,599	1,996	2,412	2,005	78	65	84	88	87	644	396	455	666	478
28	2,699	2,355	2,477	2,100	1,294	96	90	89	84	55	922	744	695	663	540
29	2,845	3,220	2,995	1,884	2,799	86	94	99	77	99	744	910	820	393	788
30	2,560	2,122	2,369	2,411	2,001	81	77	89	92	76	805	612	668	900	541

表 3.2　N さんの 5 日間のエネルギー，タンパク質およびカルシウム摂取量

調査日（平日）	エネルギー（kcal/日）		タンパク質（g/日）		カルシウム（mg/日）	
	各調査日の実測値	調査1日目からの積算平均摂取量	各調査日の実測値	調査1日目からの積算平均摂取量	各調査日の実測値	調査1日目からの積算平均摂取量
1	1,941		84		510	
2	1,790	1,866	52	68	385	448
3	2,319	2,017	85	74	541	479
4	2,306	2,089	96	79	990	607
5	2,023	2,076	85	80	880	661
平均値	2,076		80		661	
標準偏差	232		17		260	
個人内 CV (%)	11.2		20.7		39.3	

　本例では，CV（%）がエネルギー11.2＜タンパク質 20.7＜カルシウム 39.3 の順に大きい値になっている．すなわち，エネルギーの日々のばらつきはタンパク質やカルシウムよりも小さいことを示している．

3.2 不連続の3日間の栄養調査が推奨される理由と大規模の1日栄養調査の意味

栄養調査結果は，栄養素の種類によって信頼できる日数が異なる．表3.2で示したNさんの各調査日の実測値および積算平均摂取量をグラフで表すと図3.1のようになる．日数が長くなるにつれて，日々の変動が小さくなる．たとえば，エネルギーの積算平均摂取量（1日あたり）でみると，4日目と5日目ではほとんど差がない．これは，調査日が4，5日あれば信頼度の高い結果を得ることができることを意味している．

エネルギー，タンパク質，脂質と炭水化物において不連続の3日間である程度の信頼度をもってデータが取れることから，習慣的な摂取量を把握するためには休日を1日含む形で食事調査を実施している．

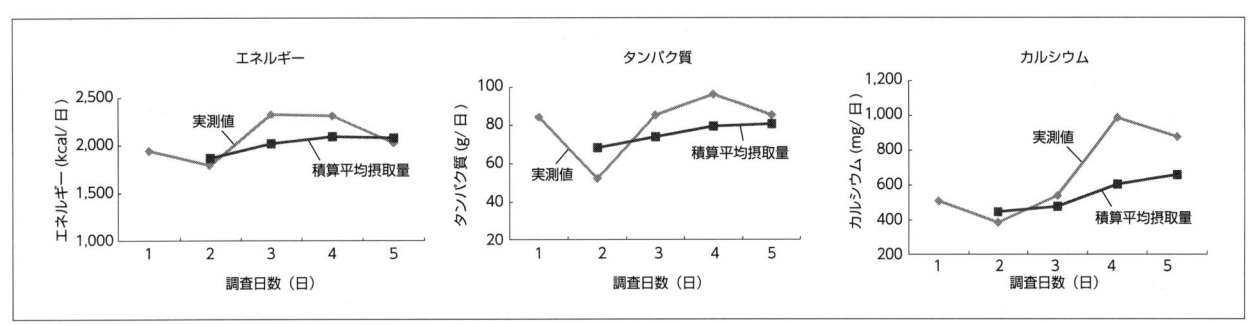

図3.1 Nさんのエネルギー，タンパク質，カルシウムの実測値および積算平均摂取量

ある程度の人数に対して，エネルギー摂取量を調査した例を図3.2で見るとさらによく理解できよう．

調査日数が長くなるほど，すそ野が狭まる．すなわち，1日だけではたまたま多く食べたり，少なく食べたりする人がいて，データはある程度の幅をもつが，調査日数を多くし，その平均をとると，個人のばらつきが少なくなると同時に，調査対象者間のばらつきも小さくなり，平均値に近づいてくる．

日本の国民栄養調査（現国民健康・栄養調査）は，第二次世界大戦後すぐに日本人の栄養欠乏の状態を救うために必要な食糧の供給量を知る目的で開始され，今日まで毎年1万人以上を対象に全国で実施されている世界的にも稀なものである．食事調査の方法も，高い信頼度を得ることと調査者・対象者の負担の狭間

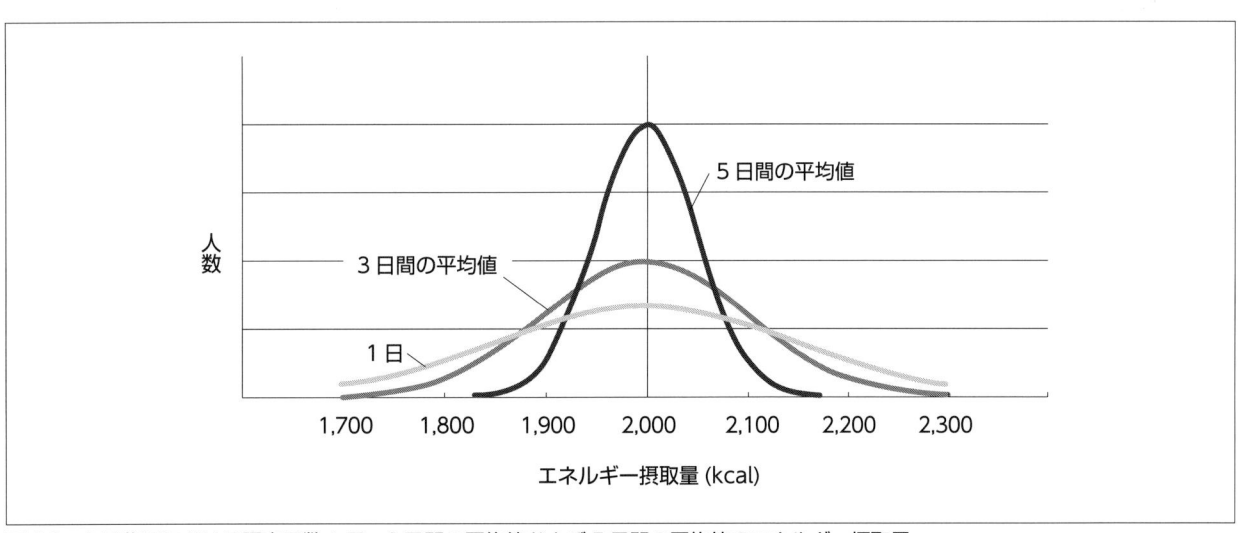

図3.2 ある集団における調査日数1日，3日間の平均値および5日間の平均値のエネルギー摂取量

で，実施期間（春，秋）や日数（5日，3日）などさまざまな経緯を経て，現在の11月中のある1日になった．

1日の調査の意味することは，ある人にはたまたま多く食べた日，またある人にとってはたまたま少ししか食べなかった日ということになる．すなわち，ばらつきの大きい結果となり（図3.2参照），日本人の不足者や過剰者の割合について言及することはできない．しかし，平均値についての信頼度は高い（真の値に近い）と考えられる．調査日数および人数については，今後もいろいろな意見が出されるであろうが，その背景には以上のような因子があることを理解したい．

3.3 栄養調査に必要な日数の計算

個人の習慣的な摂取量を得るのに必要な調査日数を推定するために，Beatonら（*Am J Clin Nutr*, **32**, 2546-2559, 1979）が報告している式を用いる．

必要な調査日数 $n = (Z_\alpha \times CV_w / D_0)^2$

Z_α：$\alpha \times 100\%$点における基準型正規分布の確率変数（4章コラム参照）

CV_w：個人内変動係数

D_0：許容誤差範囲

> 許容誤差範囲（D_0）
> 真の摂取量に対する誤差を百分率で表したもの．可能であれば栄養指導・教育に用いるデータの誤差は±10％以内に抑えたい．この場合，$D_0=10$とする．

エネルギーを例にすると，摂取量の95％が，真の習慣的摂取量の±10％以内に入るようにするために必要な食事調査日数（n）は，$Z_\alpha=1.96$，$CV_w=11.2\%$（表3.2より）を推定式に代入する．

$n = (1.96 \times 11.2 / 10)^2 \fallingdotseq 4.8$

つまりこの条件では食事調査を5日間実施する必要があることがわかる．

次に誤差の許容を緩めて±15％以内とすると食事調査は2日間実施すればよいことになる．

$n = (1.96 \times 11.2 / 15)^2 \fallingdotseq 2.1$

実習 栄養調査日数

表3.1にあるAクラス30名の5日間のエネルギー，タンパク質，カルシウム摂取量から，習慣的な各栄養素摂取量を得るのに必要な栄養調査日数を，許容誤差±15％以内として推定する．

4. サンプルサイズの計算

> ねらい
> ●研究によって必要なサンプルサイズ（標本数）が異なることを知る．
> ●サンプルサイズの計算法を学ぶ．
> ●既存文献からサンプルサイズの計算に必要なデータを探す方法を学ぶ．

　公衆栄養学の研究において，サンプルサイズを決定し，サンプルの抽出方法を知ることは，最終的な統計処理の段階で適切な解析を行えるかどうかの重要なポイントになる．

　たとえばA市には中学校が20校あり約6,000人の生徒がいるとする（この全員を母集団という）．生徒の朝食欠食の割合を知りたいが，全員について調べる全数調査は容易ではないので，集団を代表するような人たち（サンプル，標本という），および必要な人数を選ぶ必要がある（集団の代表性があることが重要である）．

　調査に必要なサンプルが，10人，100人，それとも300人かでは，労力と経費に大きな差が出ることになるので，事前に目星をつける必要がある．また，統計処理上100人が必要なときに50人しか調査していなければ，結果の正確性，信頼性を欠くことになる．

　しかし，実際に研究を開始すると，どうしても人数を確保できないことは多いものである．必要サンプル数は，あくまで推測であるから，大まかにわかればいいであろう．しかし，どうも差がありそうなのに統計処理上ないという結果が出るときは，サンプル数が少なかったことが原因であることも多い．研究のまとめの段階では，追加調査が困難であったり，同じ状況を再現できなかったりと研究の内容に支障をきたす恐れもある．同様の状況で追加調査ができる場合は，サンプル数を増やしてみる．

　サンプルサイズの計算では，いろいろな算出式が報告されているが，いずれにしてもサンプルサイズは推定であり，10人程度なのか，100人程度なのかを知るためであると考えるとよい．調査を実施する内容，

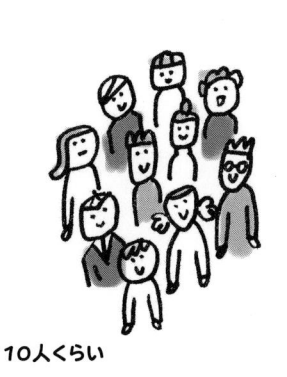

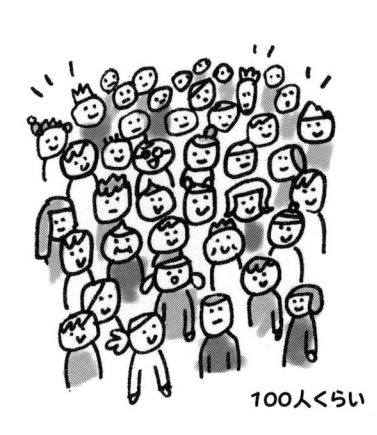

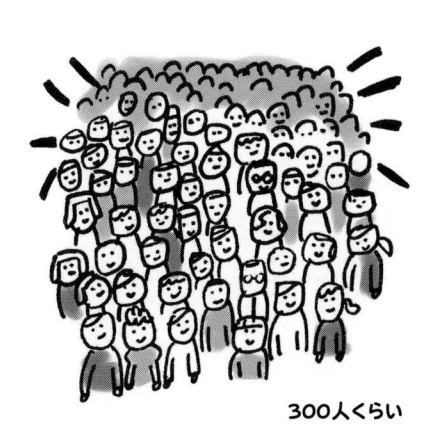

10人くらい　　　　100人くらい　　　　300人くらい

特に指標の評価方法の種類によって異なる．ここでは，栄養学の研究でよく実施される横断研究と介入研究におけるサンプルサイズの計算法について学ぶ．

サンプルサイズが決まれば，次に対象者の抽出を行う．サンプルの選び方（サンプリング）については5章で学ぶ．また，既存文献の検索は1章を参照のこと．

4.1 横断研究の場合

A. ある集団の平均値を推定するのに必要なサンプルサイズの計算

例．某町の町民栄養調査の報告では，50歳代男性のエネルギー摂取量は，平均値2,000 kcal，標準偏差は700 kcalであった．各種環境条件のよく似た，隣の某町において，ある集団のエネルギー摂取状況を把握するための調査を実施したい．必要な人数 n は何人か．誤差の最大値は通常5％（0.05）として計算する．

サンプルサイズ $n >$ 〔標準偏差 σ ／（エネルギー摂取量の平均値 μ ×誤差の最大値）〕^{2}
$= [700/(2{,}000 \times 0.05)]^2$
$= 49$

さらに何らかの不備で利用できないサンプル数が10%出ると仮定し，
49／0.9＝54 → 54人以上となる．

B. ある集団の割合を推定するのに必要なサンプルサイズの計算

予備調査や既存の報告から，肥満率ややせの割合などがわかっているときと，わかっていないときでは代入する値が異なる．

a. 既存の報告などから，おおよその割合がわかっているとき

既存の報告から，ある町の若い女性のやせの割合は12%，標準正規分布のとき95%信頼区間 Z 値1.96，誤差の最大値は10%であった（Z 値についてはコラム参照）．A市における女子中学生のやせの割合を求めたい場合に必要なサンプル数は，下記のように求めることができる．

サンプルサイズ n
$>$ 母集団のやせの割合 π ×（1－母集団のやせの割合 π）×（2×95%信頼区間／誤差の最大値）^{2}
$= 0.12 \times 0.88 \times (2 \times 1.96/0.1)^2$
$= 162$

さらに何らかの不備で利用できないサンプル数が10%出ると仮定し，
162／0.9＝180人を調査対象人数とする．

b. 既存の報告がないため，割合の見当がつかないとき

割合の推測がつくときよりも必要数が多くなる．

やせの割合を50%（0.5）とすると最も安全なサンプルサイズが得られる．ただし，誤差の最大値を同じ10%と見たときで，これよりも誤差を小さくすれば必要数は大きくなる．

サンプルサイズ n
$>$ 母集団のやせの割合 π ×（1－母集団のやせの割合 π）×（2×95%信頼区間／誤差の最大値）^{2}
$= 0.50 \times 0.50 \times (2 \times 1.96/0.1)^2$

= 384

さらに何らかの不備で利用できない標本数が 10％出ると仮定し，

384／0.9 ＝ 427 人　を調査対象人数とする．

たとえば，学年ごとの必要な標本数なら

母集団の性質は，学年ごとに異なるであろうから，それぞれを別の集団として考えたほうがよい．B．a 項目の例でやせの割合が約 12％の場合，必要な女子中学生の人数は各学年 180 名× 3 学年＝ 540 名となる．

地域に 10 校の学校があった場合，どの学校から抽出するかについては，似たような社会環境にある学校なら 10 校から無作為（ランダム）に選べばよいだろう．しかし，10 校が同じ市内でも農村部，町村部，漁村部のように特徴がある場合は，それぞれをグループ分けし，市全体の生徒の数に占める割合から各地域で選ぶ学校数を決める（5 章参照）．

さらに，学年にクラスが複数ある場合は，ぞれぞれの学校ごとに無作為に決めればよい．

対象者の抽出作業は，この調査の結果として，抽出した標本が母集団（この場合は A 市の女子中学生全体）を反映するように，偏った性質の学校やクラスにならないことが大切である．また計算の結果，必要なサンプルサイズが大きすぎると判断した場合は，高学年，低学年などに回数，年度を分けて行うことも検討できる．

正規分布と Z＝± 1.96 の意味

正規分布で信頼度係数 Z_α として，

$Z_{0.2}$ ＝ 0.84（信頼率 80％），$Z_{0.05}$ ＝ 1.96（信頼率 95％），$Z_{0.01}$ ＝ 2.58（信頼率 99％），$Z_{0.001}$ ＝ 3.29（信頼率 99.9％）

という値に出会う．これが意味するところは何であろうか．α は図 4.1 のグラフの両端の棄却領域つまり 5％なら 0.05 を示す．

13 章では平均値と標準偏差（SD）について，平均値± 2 SD は，面積の 95％となることを示している．正規分布における Z 検定も同じ考えに基づいている．集団が大きい場合には，正規分布である．正規分布の「− 1.96〜＋ 1.96」の面積も全面積の 95％を意味する．95％の意味することは，平均値は 95％の確率で同じといえる（逆にいえば 5％の確率で同じといえないので，$p<0.05$ と書く）．n 数が 30 以上あれば正規分布として扱って差し支えない．また，大集団（母集団）とある小集団の比較では，大集団の分布を使うので正規分布と考えて Z 検定を行うことができる．小集団の平均値の差の検定には t 検定を用いる．

Z 検定とは，母集団の平均値と標準偏差がわかっている場合に，標本の平均値が母集団の平均値と差があるかを検定するものである．

例．一般的な鶏卵の平均重量は 50 g，標準偏差は 3 g である．ある養鶏場の卵 12 個を抽出して重さを測定したところ，表 4.1 のような重さであった．

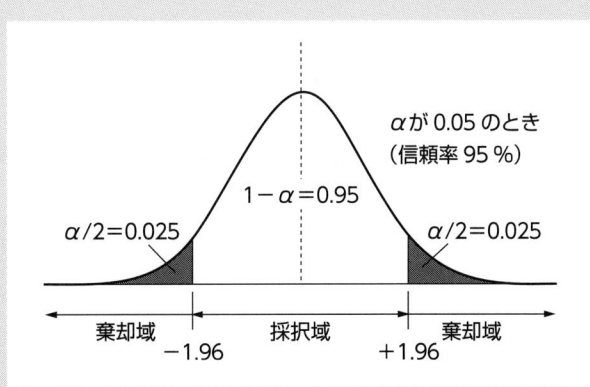

図 4.1　正規分布と信頼度係数

表 4.1 ある養鶏場の卵 12 個の重さ（g）

| 50.2 | 46.4 | 46.2 | 51.0 | 51.0 | 47.9 | 47.9 | 46.5 | 46.9 | 49.0 | 48.8 | 49.0 |

　この養鶏場の卵は，一般的な鶏卵と同じ重さといえるであろうか．標本の大きさは $n=12$ であるが，既知の母集団の SD を用いるので，正規分布として Z 検定を行う．

$$z = \frac{標本の平均値 - 母集団の平均値}{\frac{母集団の標準偏差}{\sqrt{標本数}}} = \frac{48.4 - 50}{\frac{3}{\sqrt{12}}} = -1.84$$

　これは，$-1.96 \sim +1.96$ の範囲にある．すなわち 95% の信頼で同じといえることになる（いえない可能性は $p > 0.05$）．

4.2　介入研究の場合

A. 同一対象者における介入研究の実施前後での評価指標の平均値の変化を比較する場合

サンプルサイズ $n >$
（信頼度係数 Z_α + 信頼度係数 Z_β）^{2} × 標準偏差 σ^2 ／（開始前の平均値 μ_{dc} － 開始後の平均値 μ_{dt}）^{2}

　　Z_α：1.96（信頼率 95% としたとき）
　　Z_β：$Z_{0.2} = 0.84$（検出力を 80% としたとき）
　　σ：母集団の標準偏差
　　μ_{dc}：既存研究から推測した開始前の平均値
　　μ_{dt}：既存研究から推測した開始後の平均値

例．ある地域の女性において，血圧の標準偏差は 29 mmHg という報告がある．また，ある介入によって，試験開始前後における平均値が，それぞれ 160 mmHg および 148 mmHg であったという．類似の社会的環境にある異なる地域の女性で，同様の介入研究で効果があるかを調べたい．必要なサンプルサイズは何人か．

　　サンプルサイズ $n > (1.96 + 0.84)^2 \times 29^2 ／ (160 - 148)^2$
　　　　　　　　　　　$= 45.7 \to 46$

さらに 20% のドロップアウトを考慮し，$46 / 0.8 = 58 \to 58$ 人以上となる．

B. 介入群と対照群の 2 群において，介入開始後の評価指標の平均値を比較する場合

サンプルサイズ $n > 2$（信頼度係数 Z_α + 信頼度係数 Z_β）^{2} × 標準偏差 σ^2 ／ 平均値の差 δ^2

　　Z_α：1.96
　　Z_β：0.84
　　σ：標準偏差
　　δ：介入群と対照群の最終時点（試験開始後）における平均値の差

例．ある地域の肥満男性において，ウォーキングを実施した群（介入群）と，何もしない対照群の最終時点における平均体重の差は 8.0 kg，両群における体重差の標準偏差 6.0 kg との先行研究がある．同様の社会的環境にある地域の肥満男性へ介入研究を実施したい．必要なサンプルサイズは何人か．

$$\text{サンプルサイズ } n > 2 (\text{信頼度係数 } Z_\alpha + \text{信頼度係数 } Z_\beta)^2 \times \text{標準偏差 } \sigma^2 / \text{平均値の差 } \delta^2$$
$$> 2(1.96 + 0.84)^2 \times 6.0^2 / 8.0^2$$
$$= 8.82... \rightarrow 9$$

さらに 20％のドロップアウトを考慮し，9／0.8 = 11.25 → 各群 12 人以上となる．

C. 介入による効果を対照群との割合から比較する場合

同じような肥満率の対象者を 2 群に分け，介入群に食事指導を 12 か月間実施した結果，肥満率は対照群で 22％，介入群で 12％になったという報告があった．これとよく似た介入研究を実施したいが，対象者数をどの程度とればよいだろうか．

$$\text{サンプルサイズ } n > (\text{信頼度係数 } Z_\alpha + \text{信頼度係数 } Z_\beta)^2 \times \{P_1(1-P_1) + P_2(1-P_2)\} / (P_1 - P_2)^2$$

Z_α：信頼率 95％とすると 1.96
Z_β：検出力で 80％とすると，$Z_{0.2} = 0.84$
P_1：介入群における率
P_2：対照群における率

$$\text{サンプルサイズ } n > (1.96 + 0.84)^2 \times \{0.12 \times (1 - 0.12) + 0.22 \times (1 - 0.22)\} / (0.12 - 0.22)^2$$
$$= 220$$

さらに，ドロップアウトが 20％でると仮定する．

$$220 / 0.8 = 275 \text{ 人（各群で 275 人必要）}$$

実習　サンプルサイズの計算

以下のサンプルサイズを計算する．

①ある県の高校 3 年生男子の平均身長は 170 cm，標準偏差は 5 cm であった．県内の某町の高校生の身長について調べたい．誤差の最大値を 0.5％としたときに，この調査のためにはサンプルサイズは何名必要か．

②既存の報告をまとめると，日本人の 65 歳以上の女性の骨粗鬆症率は 33％，標準偏差は 7％程度と考えられる．ある町において，同年齢の女性の骨粗鬆症率を調査したい．誤差の最大値を 5％としたときに，サンプルサイズはどの程度必要か．

③40 歳代の男性で，ダイエット A 法を 3 か月実施した肥満者は，ダイエット B 法を同期間実施した群よりも平均体重の差で 5 kg 減量しており，標準偏差は 3 kg であった．似たような対象者で両ダイエット法の効果を比較するために必要な対象者数はどの程度か．ドロップアウトを 30％として計算する．

④近年の報告で，40～65 歳の高血圧症患者は 35％であったが，性，年齢でマッチした 2 群に分け，1 群には 3 か月間減塩食を与えたところ，高血圧症の患者の割合は 28％に低下，もう 1 群の割合は変化なしであったという．似たような研究を実施したいが，必要な対象者数はどの程度か．ドロップアウトも考慮して計算する．

5. サンプル抽出法

> **ねらい**
> ● 無作為抽出の意義を理解する．
> ● Excel で無作為抽出（ランダムサンプリング）ができるようになる．

　4章では，調査に必要なサンプルサイズ（標本数）の算出を学んだ．ここでは，実際にその人数をどのようにして抽出するのかを学ぶ．「東京の某大学の女子学生を対象に朝食欠食の調査をしたところ，10％いることがわかった」という報告を見つけたとしよう．この研究を，若い女性，東京の女子大学生という捉え方や表現をしてはいけない．なぜなら，それは「某大学の女子学生」という限定された状態の人たちに関する報告であり，決して東京や日本の女子大学生や若者の代表ではないからである．もし，東京の女子学生という言い方をしたいなら，東京の女子大学生（母集団）を全数調査するか，サンプルサイズに従い，東京の女子大学生全体から代表となるようなサンプル（標本）を集める無作為抽出をして調査しなければならない．

5.1　Excel を用いる方法

　母集団を代表するような標本を抽出する方法として，一般に無作為抽出法が用いられる．乱数表を用いた抽出が頻繁になされるが，その原理は，母集団の個体すべてに番号をつけて，サイコロをふって出た番号にしたがってスタート番号や抽出間隔を選ぶのと同じである．ここでは，Excel を用い，乱数を発生させ，無作為抽出する方法を行う．

> **設定**
> 玄米と白米の摂取が，20代男性の体重に及ぼす影響を半年間にわたって調べることにした．被験者に必要なサンプルサイズが各群7人ずつ（合計14人）と計算された．被験者の募集をしたところ30人が応募してきた．30人をBMIの似た（マッチした，英語で matched pair）15人ずつの2群（A群，B群）に分けた．15組の中から無作為に7組を抽出する．

表 5.1 被験者候補 30 人を BMI の似た 15 人ずつに分け，7 組を無作為抽出する

A 群		B 群	
個人番号	BMI	個人番号	BMI
A1	26	B1	25
A2	24	B2	24
A3	22	B3	22
A4	18	B4	19
A5	18	B5	18
A6	24	B6	25
A7	26	B7	25
A8	19	B8	20
A9	19	B9	19
A10	18	B10	19
A11	22	B11	21
A12	17	B12	18
A13	19	B13	20
A14	24	B14	23
A15	20	B15	19

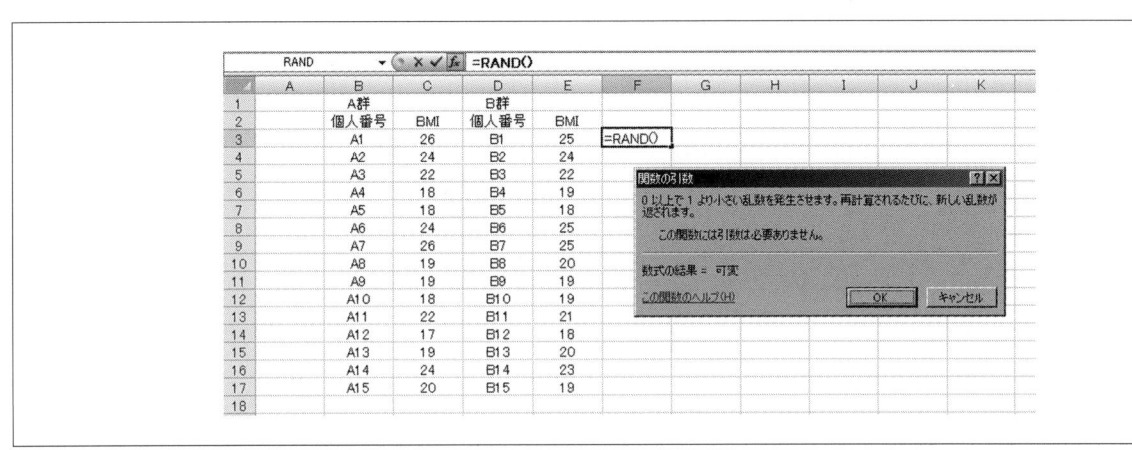

図 5.1 F3 のセルに乱数を 1 つ表示させる

①表 5.1 の個人番号と BMI 値を Excel のシートに入れる．

②乱数を表示させたいセル番号 F3 を選択する．

③「数式」→「関数の挿入」あるいは数式バーの「fx」から「RAND」を選択する（図 5.1）．

④F3 のセルに 0 以上で 1 より小さい数が表示される．F3 のセルの右下に黒い■があるので，カーソルをその上に置き，そのまま下に F17 まで下げると F3～F17 に数字（乱数）が示される（オートフィル）．F3 の乱数も新しい数に置き換わる．

⑤表示させた乱数は，Excel 上では F9 のキーを押すたび，またコピー＆ペーストなど，何かの操作を行うたびに簡単に変わる．テキストファイルや Word ファイルなどにいったんデータごとコピー＆ペーストして保存すれば乱数の数字は変更されない．

⑥セル番号 B3～B17，C3～C17，D3～D17，E3～E17，F3～F17 を範囲指定する．右クリックあるいは「編集」→「並び替え」→「ユーザー定義の並び替え」を選択し，「最優先されるキー」で F 列を選択する（図 5.2）．新しい乱数により A 群と B 群が対になったままランダムに並び変わる（図 5.3）．

⑦結果，上から 7 組を対象者とすることで，30 人をマッチした 15 人ずつに分けた 2 群から無作為に 7 人ずつを抽出できた．

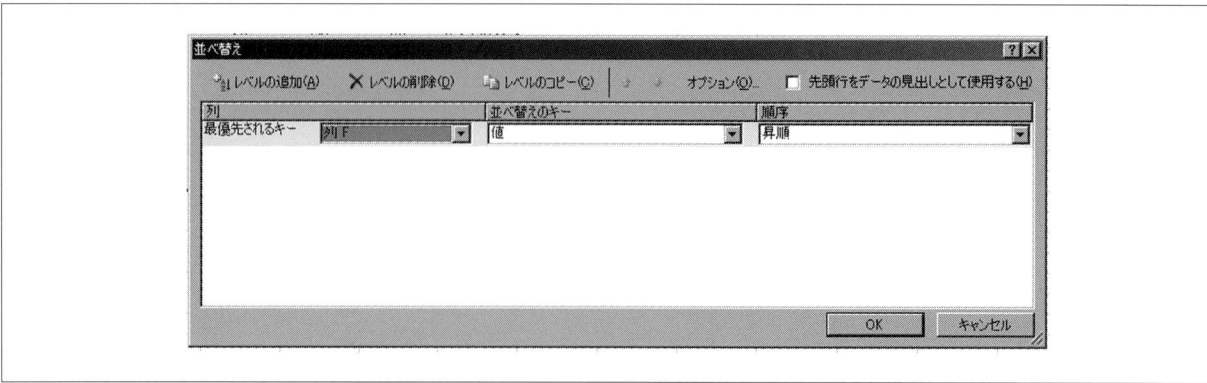

図 5.2 「並び替え」→「ユーザー定義の並び替え」を選択し，「最優先されるキー」で F 列を選択する

図 5.3 乱数表示のまま並び替えを実行すると新たな乱数でデータが並び変わる

（吹き出し）上から 3〜9 行を対象として選ぶ．乱数は新たな数字に置き換わり，何の順でもないが，無作為に 7 組を抽出できる．

5.2 層化抽出法

　性，年齢，居住地域，職業などの特性別に母集団を構成する個体をグループに分け（層をつくる），層ごとに一定の数を割り当てて無作為抽出する方法を層化抽出法という．

　層をつくるのに用いる特性は，調査する事項と関連があると考えられているものを用いる．たとえば，糖尿病の罹患率を調査する場合に，糖尿病の罹患は年齢，性と関連があることが報告されているため，年齢・性で層化する．これによって単純無作為抽出法よりも，標本誤差（対象者の特性が偏るなど）が小さくなる．層をつくるのに用いる特性は，1 つとは限らない（多重層化）．各層からの抽出は単純無作為抽出法，系統抽出法（抽出する最初の番号と間隔で抽出する）を用いる．

5.3 集落抽出法

　母集団からまず地区を無作為に抽出し，次に集落の人数に比例した抽出数を決める方法である．この方法だと母集団の全員の名簿がなくても抽出できる．

実習1　サンプルサイズとサンプル抽出法

国民健康・栄養調査でのサンプルサイズの計算と，サンプル抽出法について説明する．

実習2　無作為抽出

大豆タンパク質の摂取がBMIと血清総コレステロール値に及ぼす影響について調べる．

この研究に必要な人数は30人以上と推定された．募集をかけたところ，50人が応募してきた．Excelを利用して，表5.2の50人からBMIによりマッチングさせ無作為に15組（30人）を抽出する．

表5.2　大豆タンパク質の摂取がBMIと血清総コレステロール値に及ぼす影響についての調査に応募してきた人の調査開始前のデータ

被験者No	BMI	血清総コレステロール値	被験者No	BMI	血清総コレステロール値
1	23	225	26	24	242
2	24	236	27	22	218
3	22	215	28	28	275
4	27	268	29	25	247
5	24	242	30	29	288
6	22	218	31	27	265
7	28	275	32	22	222
8	25	247	33	23	225
9	29	288	34	24	236
10	27	265	35	22	215
11	23	225	36	27	268
12	24	236	37	24	242
13	22	215	38	22	218
14	27	268	39	28	275
15	24	242	40	25	247
16	22	218	41	29	288
17	28	275	42	27	265
18	25	247	43	25	247
19	29	288	44	29	288
20	27	265	45	27	265
21	24	242	46	23	225
22	22	218	47	24	236
23	28	275	48	22	215
24	25	247	49	27	268
25	29	288	50	22	223

実習3　層化抽出法

①某市の40～65歳人口は，2,532人である．最近，糖尿病者が増えてきたので，市は罹患率の調査を計画した．罹患率は，国民健康・栄養調査と同程度と仮定して，必要なサンプル数を計算する．

②2,532人のうち，約3割が住宅街（A地区），約3割が市街地（B地区），約4割が農村（C地区）に住んでいる．各地区の住民に，A1，A2，A3，…，B1，B2，B3，…，C1，C2，C3，…というように番号をつけ，Excelを用いて層化無作為抽出をする．

6. 倫理審査, インフォームドコンセント, 研究計画書

> ねらい
> ●倫理審査とインフォームドコンセントは, ヒトを対象とした研究において最も重要な事柄であることを学ぶ.
> ●倫理審査委員会に提出する申請書を作成できるようになる.
> ●研究計画書を作成できるようになる.

　公衆栄養学の分野ではヒトを対象とした研究が不可欠である. ここでは, ヒトを対象とした研究において最も重要な事柄である倫理審査とインフォームドコンセント (informed consent) について学び, 倫理審査委員会に提出する申請書作成を実習する.

6.1　倫理審査と倫理審査委員会

A. 倫理審査とは

　ヒトを対象とした研究では, 事前に倫理審査を受けることが必要である. 大学, 研究機関, 医療機関, 学会などに設けられている倫理審査委員会に書類を提出し, 倫理の原則を遵守できる研究内容かどうかを第三者が審査する. 審査は申請書の内容が倫理的, 科学的観点から適切な研究方法であり, 実施するに値する研究であるかどうかについて, 倫理の原則に則って審議される.

医学的研究における倫理の原則
人権尊重の原則 (principle of respect for person)
最善の原則 (principle of beneficence)
公正の原則 (principle of justice)

　人権尊重の原則では, 研究者 (実施者) が対象者からインフォームドコンセントを得ることが求められる. 研究者は対象者の人権を尊重し, 研究者である前に一人の人間として当然のモラルを失ってはならない.

　最善の原則では, 研究が科学的に高いレベルの研究デザインであり, 対象者のリスクに見合う価値のある成果が得られるよう最大限の努力をすることが求められる.

公正の原則では，研究にともなう利益とリスクは対象者間に不公正が生じないよう十分な配慮が必要とされている．小児であったり判断能力が損なわれていたりする対象者が，研究の目的やリスクを理解できていないにもかかわらず，対象者になることに同意したとみなされて，不当な扱いを受けるようなことがあってはならない．

倫理指針としては，1964年に世界医師会総会で採択された「ヘルシンキ宣言」*が，国際的に知られている．医学研究にかかわる指針で，総会がフィンランドのヘルシンキで開催されたことからこの名称がついている．いくつかの修正ののち，現在は2008年に修正されたものが世界的規範となっている．

*ヘルシンキ宣言　日本医師会　http://www.med.or.jp/wma/helsinki08_j.html

日本では2003（平成15）年制定の「個人情報の保護に関する法律（個人情報保護法）」を受けて，ヒトを対象とする研究にかかわる「疫学研究に関する倫理指針」（文部科学省，厚生労働省）「臨床研究に関する倫理指針」（厚生労働省）などの指針が示されている．

B. 倫理審査委員会

倫理審査委員会の構成員は，研究者，一般市民や患者の立場を代表する者，法律に詳しい者，倫理的問題に詳しい者（たとえば宗教家など）である．所属機関に倫理審査委員会がない場合は，学会（日本栄養改善学会，日本疫学会など）*の倫理審査委員会で審査を受けることができる．

*日本栄養改善学会　倫理審査のページ　http://www.jade.dti.ne.jp/~kaizen/research/index.html

日本疫学会　倫理審査のページ　http://jeaweb.jp/rinri/index.html

既述の通り，倫理審査委員は第三者の立場で研究計画を客観的に審査する．研究者は"審査される"ことで身構え過ぎたり煩わしくなったりして，研究そのものが面倒に感じてしまうことがあるかもしれない．倫理審査は対象者を保護することが第一目的であるが，実は研究者を守るためでもある．研究者の固定観念や知識の不足によって対象者との間にトラブルや訴訟問題などが起こる危険を未然に防ぐ役割もある．また，申請書を作成する過程で，研究計画書を作成する必要があり，研究デザインを再度見直す機会が得られるというメリットもある．したがって，研究者自身のためでもあると考えて申請書作成の経験を積んでいくことが大切である．

6.2　インフォームドコンセント

インフォームドコンセントとは，研究者が，対象者に対して事前に研究の目的，方法，研究に参加することによってもたらされるリスクと利益などに関する説明を十分に行ったうえで，対象者から自由意思による研究への参加の同意・承諾を得ることである．

A. インフォームドコンセントでの説明事項

次の項目について，文書と口頭の両方で十分な説明を行う必要がある．

インフォームドコンセントで説明する事項

・研究機関名，研究者などの氏名．
・研究対象者として選定された理由．
・当該研究の目的，意義および方法，期間．
・研究への参加は任意であり，同意しない場合も何ら不利益を受けることはないこと．
・研究への参加を同意した場合でも，いつでもそれを撤回できること．
　（例：行政・医療・教育の各機関において住民・患者・児童生徒を対象とする場合，不同意や同意の撤回によって不当な扱いを受けることは決してないことを説明する．）
・当該研究に参加することにより期待される利益および起こりうる危険，ならびに必然的にともなう不快な状態と，それらが起こりうる場合の補償などの対応．
・当該研究にかかる資金源，起こりうる利害の衝突および研究者などの関連組織とのかかわり．
　（例：企業からの研究助成金で実施される研究の場合，契約内容などに照らして利害関係を説明する．）
・個人情報の取り扱い．
・研究対象者などからの開示の求めに対し，開示ができないことがあらかじめ想定される事項がある場合は，当該事項および理由．
・研究対象者を特定できないようにしたうえで，研究成果が公表される可能性があること．
　（例：学術的な目的以外では一切使用しないことを説明する．）
・共同研究を行う場合は，共同研究であること，共同して利用される個人情報の項目，共同して利用する者の範囲，共同して利用する者の利用目的，および当該個人情報の管理について責任を有する者の氏名または名称．
・個人情報などの取り扱いに関して対象者の苦情申出先．
・資料の保存および使用方法ならびに保存期間．
・研究終了後の資料の保存，利用または廃棄の方法（他の研究への利用の可能性を予測される研究内容を含む）．

［疫学研究に関する倫理指針，文部科学省，厚生労働省より一部改変］

B. インフォームドコンセントでの注意

　インフォームドコンセントを得ることが不可能な対象を設定している研究計画では，倫理審査において，同意能力のある人を対象とした場合，本当に研究目的の達成が困難なのかどうか，審議されるであろう．
　次にあげる対象者については，特別な配慮が必要なので注意しておく．

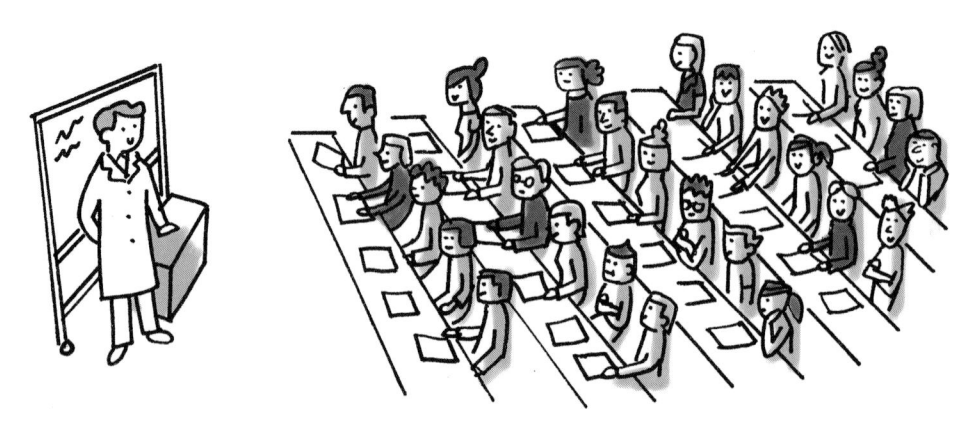

(1) 子ども：同意・承諾を得る際は，保護者からだけでなく子ども自身からも得る必要がある．したがって，子どもにも理解できる方法でインフォームドコンセントを行う．また，研究計画においてリスクを最低リスク（一般に日常生活で通常遭遇する程度のリスク）にとどめるよう配慮しなければならない．
(2) 妊婦：最低リスクを超えないことはもちろんのこと，医学的，社会的に専門家の意見を取り入れた十分な配慮が必要である．
(3) 判断能力が損なわれた人：認知症，アルツハイマー病，精神疾患などの患者から同意を得ることは困難である．また入院患者の場合参加を拒みにくいという問題もあるので，対象者の保護のために厳しい条件が課せられることになる．

6.3 研究計画書

　倫理審査委員会に提出する申請書には，研究計画についての記載が必要となる．別添などで研究計画書として提出することも多い．研究計画書には，研究の背景，目的・意義，研究デザイン，研究期間，対象者の抽出，測定項目，測定方法，データの解析手法といった内容を中心にまとめる必要がある．1〜5章で学んだ項目のまとめともいえるものである．

実習1　倫理審査の申請書の作成

　申請書を作成する．ワークシート6-1に図6.1に示したポイントに従い記入する．下記の研究テーマを想定し，ポイントに従ってワークシートに作文する．
①高齢者の野菜摂取状況における地域比較　—○○市と△△市との比較—
②□□町のメタボリックシンドローム予防プログラム実施の評価
③食育プログラム実施前および実施後に☆☆市内で提供された保育所給食の栄養学的評価
④豆乳摂取が血清LDL-コレステロール値に及ぼす影響
⑤50代女性におけるカルシウム摂取量と骨粗鬆症の有病率に関する研究
⑥有酸素運動と無酸素運動が肥満者のBMIに及ぼす影響
⑦○○区の中学生における野菜と肉・魚の摂取量に関する研究
⑧赤ワインの血糖値に与える影響
⑨高血圧患者に対するセサミンの血圧低下作用に関する検討

「ヒトを対象とする研究」倫理審査申請書

年　月　日

<u>倫理審査委員会委員長　殿</u>

申請者（研究責任者）所属
職名
氏名　　　　　　　印

受付番号		承認番号	

1. 研究課題	
2. 研究予定期間	年　月　〜　年　月
3. 共同研究者	所属　　　職名　　　氏名
4. 研究の概要	
5. 被験者について	
6. 実施計画書	

7. 研究における倫理上の配慮および社会的配慮
1) 被験者の人権擁護上の配慮

2) 被験者の予想される不利益又は危険性と補償を含めたそれらに対する配慮

3) 個人情報の扱いに対する配慮

4) 貢献について

備考

注釈（引き出し線の内容）：

- 研究内容が具体的かつ明瞭に表されたタイトルをつける．
- 公衆栄養学分野の研究は，共同研究者や研究協力者なしでは行えない場合が多い．
- 研究の背景や先行研究，申請者がすでに見いだした研究結果について説明し，どの点をあらたに研究する必要があるのか，なぜこの研究を行う価値があるのかなど，この研究の目的と意義を明確に示す．
- ヒトを対象とする理由，健常者か否か，謝礼の有無などについて記載する．
- 研究概要を受け，なぜヒトを対象とする必要があるのかを明記する．また対象者の特徴と選択の基準・方法，および謝礼の有無と謝礼の内容を記入する．謝礼の金額が社会通念上不適切に高額でないこと．
- 研究計画の詳細について記載する．その実施場所および方法，被験者からの同意の内容，同意を得る必要がない場合はその理由を書く．個人情報に関するデータの保管および廃棄方法についても記す．
  - 研究の実施方法を順序立てて書いていく．使用予定の調査用紙も添付して調査用紙の記載事項に不適切な表現がないか，対象者への負担が大きすぎないか，研究目的の範疇を超えて無意味に質問項目を増やしていないか，などを吟味しておく．
  - インフォームドコンセントを誰が・いつ・どのように行うかを明記し，使用する説明書類と同意書も別紙で添付する．
  （枠内に書ききれない場合は別紙に詳細を記載してもよい．）
- 倫理指針を踏まえて，インフォームドコンセントなどについて特に配慮すべき事項を記入する．たとえば，「同意した対象者が途中で辞退してもその後の行政サービスや教育サービスにおいて不公平な扱いを受けることは一切ないことを十分に伝えること」や「聞き取り調査を行う際には他の対象者に声が漏れないよう調査場所の机を配置すること」など．
- 対象者が研究に参加した場合に想定される利益と危険や不快な状態およびその補償などの対応方法を記載する．たとえば，自記式質問票法による食生活状況調査の場合には，「記入に要する時間や負担感がともなうことについて，対象者に説明すること」など．
- 個人情報は，個人の人格尊重の理念の下に慎重に取り扱われるべきものであり，その適正な取り扱いが図られなければならない（個人情報保護法）．記名の調査用紙や測定データなどの個人情報は，原則はコード化して個人が特定できない形式でPCに入力する（データ化する）．データは専用のPCで扱い暗証番号でロックをかけ，保管庫に施錠して管理する．また，データや調査用紙の保管期間を記載し，廃棄の方法も計画しておく．
- この研究で得られた結果が，対象者および社会にどのように還元され貢献するのかを記載する．
- 通常は研究の現状やこれまでの成果などを記載し，必要に応じて関連する文献などを添付する．

図 6.1　ワークシート 6-1 の記入のポイント

ワークシート6-1 「ヒトを対象とする研究」倫理審査申請書

「ヒトを対象とする研究」倫理審査申請書

年　　月　　日

倫理審査委員会委員長　殿

申請者（研究責任者）　所属

職名

氏名　　　　　　　　㊞

受付番号		承認番号	

1. 研 究 課 題	
2. 研究予定期間	年　　月　　～　　　年　　月
3. 共 同 研 究 者	所属　　　　　職名　　　　氏名

4. 研究の概要

5. 被験者について

6.3　研究計画書

6. 実施計画書

7. 研究における倫理上の配慮および社会的配慮
1) 被験者の人権擁護上の配慮

2) 被験者の予想される不利益又は危険性と補償を含めたそれらに対する配慮

3) 個人情報の扱いに対する配慮

4) 貢献について

備考

実習2　研究計画書

実習1のテーマの研究計画書に記載する内容を，下記のテーマ例をもとに作成した図6.2を参考に，ワークシート6-2にまとめる．

例．A社における一人暮らしの20代男性社員の，朝食欠食と肥満率の関係を観察するための研究

ワークシート6-2　研究計画書に記載する内容のまとめ

PLAN 計画	タイトル	A社における一人暮らしの20代男性社員の朝食欠食と肥満率の関係
	背景	近年，食生活をはじめとした生活習慣の乱れが問題となっており，特に，朝食の欠食率は年々増加している．また，朝食欠食は肥満を誘発する要因であるといわれている．
	目的	本研究では，A社の一人暮らし20代男性の朝食欠食者と摂食者の肥満率を比較し，朝食欠食が，肥満に及ぼす影響を明らかにすることを目的とする．
	実施期間	2011年4月22日（金）　社内健康診断実施日
DO 実施・実行	研究デザインの決定	2群の比較：介入群（欠食群）とコントロール群（摂食群）
	調査に必要なサンプルサイズの推定	「欠食」とは，下記の3つの場合である． ・菓子，果物，乳製品，嗜好飲料などの食品のみを食べた場合 ・錠剤などによる栄養素の補給，栄養ドリンクのみの場合 ・食事をしなかった場合 平成20年国民健康・栄養調査より，朝食欠食者における過体重の者の割合を33％とした． ※週2回以上欠食する人を朝食欠食者とした． $$n > \pi(1-\pi)(2Z_{\alpha/2}/l)^2$$ 　π　：母集団の割合（本研究では33％） 　$Z_{\alpha/2}$：95％区間推定なら1.96 　l　：推定区間の大きさ（誤差の最大値）10％ よってサンプルサイズ n は 　$0.33 \times (1-0.33) \times (2 \times 1.96/0.1)^2 \fallingdotseq 340$ さらに何らかの不備で利用できない標本が10％と仮定　　340／0.9 ≒ 378
	サンプル抽出方法	無作為抽出法
	測定項目	身長，体重，(BMI)，腹囲，体脂肪率，欠食の有無（問診票より抽出）
	測定項目の実施方法	いずれも対象者の健康診断当日の測定結果と問診票の記入より抽出

図6.2　ワークシート6-2への記入例
（学生研究より）

ワークシート 6-2　研究計画書に記載する内容のまとめ

PLAN 計画	タイトル	
	背景	
	目的	
	実施期間	
	予算	
DO 実施・実行	研究デザインの決定	
	調査に必要なサンプルサイズの推定	
	サンプル抽出法	
	測定項目	
	測定項目の実施方法	

6.3　研究計画書

【栄養調査編】

　公衆栄養学の目指すものは，エネルギー・栄養素摂取状況および食習慣がヒト集団における健康問題にどのように影響するのか明らかにし，その知見を通じ，集団の健康保持増進に役立てることである．その際，まず必要となるのが，人々がどのような栄養学的な曝露因子に曝されているのか（栄養や食品をどの程度摂取しているか）を把握することである．一見，個人および集団でのエネルギー・栄養素摂取量を把握することはさほど難しいことでもないと思う人もいるかもしれない．しかしながら，人それぞれの食事内容は千差万別であり，自分が最近2, 3日以内にどのような食べ物を食べたのか思い出してみると，いかにさまざまな食品を口にしているのがわかるであろう．

　栄養調査編では，食事調査法としてスタンダードに用いられる「24時間思い出し法」および「秤量記録法」について学び，加えて「食物摂取頻度調査法」の原理とその特徴について解説する．「食物摂取頻度調査法」は，「24時間思い出し法」や「秤量記録法」に比べて，比較的簡単に栄養摂取状況が把握できる特徴をもち，この手法の出現により栄養疫学の研究が爆発的に増えた．しかしながら，個人の習慣的な栄養摂取状況を必ずしも精度よく把握できるとは限らない．どのような栄養調査方法を用いるかは，目的，予算，マンパワーなどの要因を考慮し選択するのが望ましい．栄養調査を行うときには，エネルギー摂取・消費量も把握する必要があり，加えて食習慣や生活状況に関する調査を行うことが多い．そのため「エネルギー消費量」および「質問票による調査」に関する項目も栄養調査編に含めた．

7. 24時間思い出し法

> ねらい
> ●食事調査法としての24時間思い出し法の特徴を理解する.
> ●対象者からの食事内容の聞き取りの際，どのような工夫が必要かを理解する.
> ●聞き取り調査後の食品番号化で注意すべき点を理解する.

7.1 24時間思い出し法の実際

　24時間思い出し法とは，対象者が過去24時間に飲食したものを調査者が聞き取り，そのデータを基にしてエネルギー摂取量，栄養素摂取量を推定するものである．この食事調査方法は，秤量記録法（8章）に比べれば対象者への負担は軽い反面，調査者の聞き取り調査能力により，その結果が大きく左右される．研究などで多くの対象者に対し複数の調査者が24時間思い出し法による食事調査を行う場合は，あらかじめ調査者が一定以上の技能を身につけ，調査方法の細部に基準などを設定することが必要である．複数日の24時間思い出し法および食事記録法は，食事評価法のスタンダードとして利用されている．24時間思い出し法の長所および短所を表7.1に示す．

表7.1　24時間思い出し法の長所および短所

長所	①実施時間が短い. ②秤量記録法（8章）に比べれば対象者への負担は軽い. 　自分で料理名の記入や重量の記録が必要な場合，対象者は料理形態が単純な料理メニューへと変更する可能性がある. 　24時間思い出し法は，すでに摂取した料理の内容を聞き取るので習慣的食事パターンに対する影響は少ない.
短所	①対象者の記憶に依存する. 　過去24時間に飲食した内容を思い出してもらうので，その精度は対象者の記憶および食事内容に対する関心に依存する. 　また，記憶力が衰退してきた高齢者や食事内容を把握することが難しい幼児・児童には適応できない. ②調査者に技量が必要とされる. 　献立・食事を構成する食品およびその重量を類推するため，調査者には一定以上の技術が必要となる.

　調査の流れは以下のようになる．

対象者：食事の記録メモ ⇒ 聞き取り ⇒ 目安量から重量の類推 ⇒ 食品名と重量から栄養素摂取量を計算：栄養価計算ソフトを活用

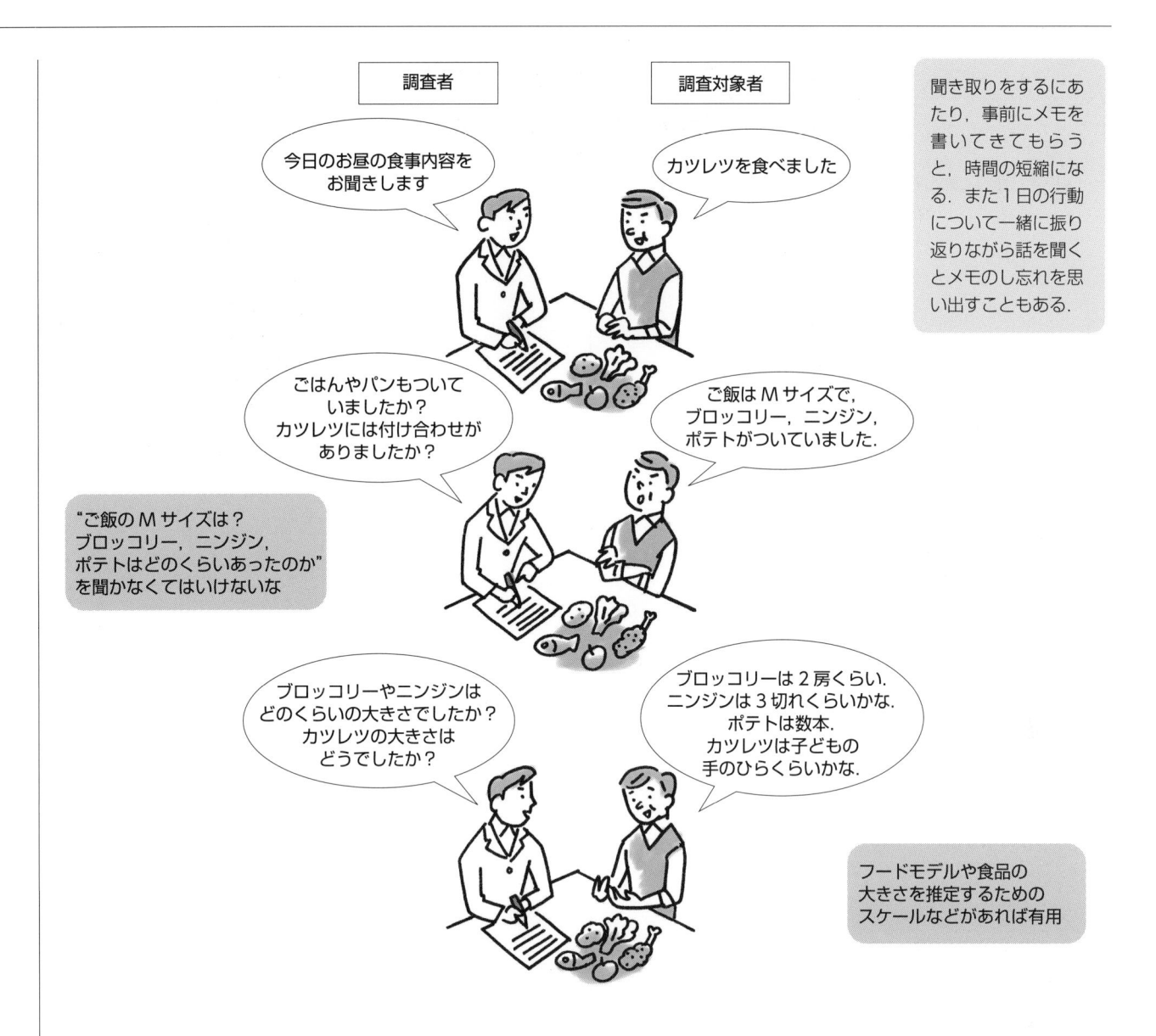

[図: 24時間思い出し法の聞き取りの様子]

調査者／調査対象者

- 「今日のお昼の食事内容をお聞きします」／「カツレツを食べました」
- 「ごはんやパンもついていましたか？カツレツには付け合わせがありましたか？」／「ご飯はMサイズで、ブロッコリー、ニンジン、ポテトがついていました．」
- "ご飯のMサイズは？ブロッコリー，ニンジン，ポテトはどのくらいあったのか"を聞かなくてはいけないな
- 「ブロッコリーやニンジンはどのくらいの大きさでしたか？カツレツの大きさはどうでしたか？」／「ブロッコリーは2房くらい．ニンジンは3切れくらいかな．ポテトは数本．カツレツは子どもの手のひらくらいかな．」

（側注）
- 聞き取りをするにあたり，事前にメモを書いてきてもらうと，時間の短縮になる．また1日の行動について一緒に振り返りながら話を聞くとメモのし忘れを思い出すこともある．
- フードモデルや食品の大きさを推定するためのスケールなどがあれば有用

実習 24時間思い出し法

【準備】聞き取り用紙（ワークシート7-1），フードモデル，食品写真集などを用意しておく．

① 2人1組となり食事内容を調査する側，調査される側となり，お互いに，昨日1日の食事内容（朝，昼，晩の3食，間食と夜食，嗜好飲料などの献立）をワークシート7-1に聞き取る（図7.1参照）．

② 食品番号化および重量化を行い（ワークシート7-2．p.129資料編参照），栄養価計算ソフトに食品番号（あるいは食品名）を入力して，エネルギー，タンパク質，脂質，炭水化物などの摂取量を計算する．

③ ワークシート7-3，7-4に困難だった点など記入する．

（側注）調査される側として，話しやすかった点，話しにくかった点，聞かれた質問で困った点なども抽出しよう．

A. 24時間思い出し法の実施

研究として24時間思い出し法を用いる場合は，どの調査者が食事調査を行っても一定の結果が得られる

ワークシート 7-1 食事記録用紙（24時間思い出し法）

食事記録用紙（24時間思い出し法）

平成_____年_____月_____日_____曜日_____時_____分　　氏名_____

いずれか○で囲んでください　【1日目　　2日目　　3日目】

【　朝食　　昼食　　夕食　　間食　】　　　　調査者氏名_____

調理加工の種類	
1	手作り
2	外食
3	総菜
4	加工品

調理法の種類	
1	焼く
2	ゆで，煮る，蒸す
3	生，そのまま
4	その他

料理名	加工	食品名	重量または目安量	調理法	備考 残した分量や食品の説明

7．24時間思い出し法

ように，調査の準備段階において，調査の精度管理と標準化を目的としたプロトコールを作成することが必要であり，また調査者への事前トレーニングが必要である．

a. 朝食，昼食，夕食，間食，夜食の内容を聞き取る

朝食，昼食，夕食，間食，夜食に分け，それぞれの食事内容について詳細に聞き取る．フードモデル，スケール，実物大の料理写真があれば聞き取りをされる対象者も自分が食べた食品の目安量を示しやすく，また調査の精度も上がる．

b. 聞き取りの注意点

お互いに，昨日1日の食事内容（朝，昼，晩の3食，間食と夜食，嗜好飲料などの献立）を表7.2～表7.4を参照し，ワークシート7-1に聞き取る（図7.1参照）．

表7.2　聞き取るときに注意する点

(1)	市販の惣菜，インスタント食品，冷凍食品などを食べたときは，市販品欄に記入し，できるだけ詳細に内容を聞き取り，調理加工品に含まれていた食品に分解する．
(2)	○個，○本，○枚，○切れ，○丁，○袋などの目安量単位での量も併記する．
(3)	ツール（フードモデル，食品写真集など）に示されていない食品は，できるだけ似た食品を選んで代用する．
(4)	濃縮飲料や濃縮麺つゆなどは，原液の量と加えた水の量を聞き取る．
(5)	ジュース類は，その名称および果汁や炭酸の区別，またオレンジ（30％）などと具体的に果汁含有割合も聞き取る．

表7.3　どの食品番号を選択すればよいか明確にするため，具体的に聞き取っておく必要がある点

パン類	食パン，ロールパン，フランスパン，あんパンなど
肉類	牛肉，豚肉，鶏肉などの区別．もも，ロース，バラなどのように部位がわかれば聞き取る．
肉類の内臓	牛，豚，鶏の区別と部位
ハム，ソーセージの肉加工品	ロースハム，ボンレスハム，ウインナーソーセージなど
魚類	具体的にぶり，さばのように魚の名前を聞き取る．また，生，生干し，干物の区別も忘れず記入する．
野菜	その名称と「生」か「漬け物」の区別

表7.4　対象者の聞き取り調査が終了したときに確認する点

(1)	料理名に見合った食材料名の記載があるか	例　みそ汁にみその記載がない，ハムエッグにロースハムの記載がない．このような場合，本当に食べなかったのか，聞き漏らしたかを確認する．
(2)	料理名から考えると，当然用いられているはずの調味料の記載があるか	調味料を使用しなかった場合は，「何も使用しなかった」と明記する．
(3)	料理名から考えると，当然用いられているはずの植物油の記載があるか	炒め物，揚げ物のように油を使用する料理について確認をする．

食事記録用紙（24時間思い出し法）

平成 23 年 6 月 24 日 金 曜日 14 時 00 分　氏名 吉野寛子
いずれか○で囲んでください【1日目　2日目　3日目】　調査者氏名
【　朝食　　昼食　　夕食　　間食　】

調理加工の種類	
1	手作り
2	外食
3	総菜
4	加工品

調理法の種類	
1	焼く
2	ゆで、煮る、蒸す
3	生、そのまま
4	その他

料理名	加工	食品名	重量または目安量	調理法	備考 残した分量や食品の説明
ごはん	1	ごはん	茶碗1		
プルコギ風	1	牛肉	5 cm × 1 cm が4枚	1	ピリ辛風だった
		赤ピーマン	5 cm × 1 cm が6枚	1	
		タケノコ	5 cm × 1 cm が6枚	1	
		調味料	?		
中華風炒め物	1	エリンギ	1/4 本		中華風でとろみがついていた
		もやし	1/3 袋		
		にら	1/8 把		
		調味料	?		
ワカメと卵の中華スープ	1	ワカメ	たっぷりめ	2	
		卵	卵 1/4 くらい	2	
		中華スープ	250 ml		
サクランボ		サクランボ	5個	3	
ウーロン茶		ウーロン茶	コップ1杯		

図 7.1　ワークシート 7-1 への記入例

B. ツール

　献立を構成する食品とその目安量を明らかにするために，フードモデルや食品写真集（図 7.2）や目安となるスケールがあると対象者も回答しやすい．

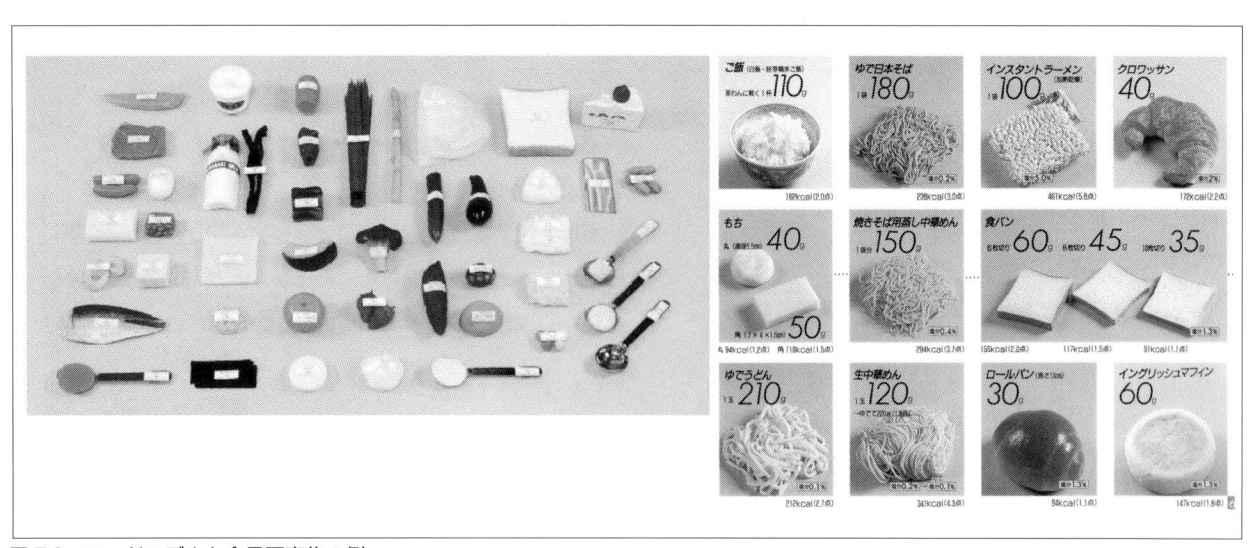

図 7.2　フードモデルと食品写真集の例
　　　［左：(株)川崎フードモデル，右：松本仲子／監，5訂増補 調理のためのベーシックデータ，p.69, 女子栄養大学出版部，2007］

C. 食品番号化および重量化

　p.129の目安量・重量換算表を参考に重量化する．

　日本食品標準成分表では，食品にはそれぞれ食品番号がついている．食品を適当な食品番号に分類することをコーディングという．豚ロース肉でも，脂身つき・生 (11123)，脂身つき・焼き (11124)，脂身つき・ゆで (11125)，皮下脂肪なし・生 (11125)，赤身・生 (11126)，脂身・生 (11127) がある．もやし類でも，アルファルファ (06286)，だいずもやし・生 (06287)，ブラックマッペ・生 (06289)，緑豆もやし・生 (06291) がある．同じ食品でも，生，ゆでなどの調理形態により選択する食品番号が異なるので注意が必要である．

　ワークシート 7-2 に聞き取った内容を整理する（図 7.3 と図 7.4 の記入例参照）．

|ワークシート 7-2| 食事調査整理用紙（24時間思い出し法）

食事調査整理用紙（24時間思い出し法）

平成_____年_____月_____日　氏名_____　　調査者_____

料理名	食品名	重量 (g)

料理名	食品名	重量 (g)

料理名	食品名	重量 (g)

食事調査整理用紙（24時間思い出し法）

平成　23　年　6　月　25　日　　　　　　　　　　　　　　氏名　吉野寛子　　　　　　　調査者

料理名	食品名	食品番号	重量 (g)	料理名	食品名	食品番号	重量 (g)
ごはん	ごはん（精白米）	1088	100	さくらんぼ	サクランボ（米国産）	7071	50
プルコギ風	牛モモ（脂身なし）	11020	60	ウーロン茶	ウーロン茶（浸出液）	16042	200
	赤ピーマン	6247	20				
	タケノコ（若茎, ゆで）	6150	30				
	コチジャン	17046	5				
	濃い口醤油	17007	10				
	合成清酒	16023	3				
	調合油	14006	3				
中華風炒め物	エリンギ	8025	20				
	緑豆もやし	6291	70				
	にら	6207	15				
	中華だし	17025	20				
	ジャガイモ片栗粉	2234	5				
	薄口醤油	17008	3				
	調合油	14006	3				
ワカメと卵の中華スープ	カットわかめ	9044	2				
	卵（全卵, 生）	12004	10				
	中華だし	17025	200				
	薄口醤油	17008	5				
	ごま油	14002	1				

（コチジャンは食品成分表にないので赤色辛みそで代用）

図 7.3　ワークシート 7-2 の記入例
　食品番号はあとから入れている．

食事調査整理用紙（24時間思い出し法）

平成　　　年　　　月　　　日　　　　　　　　　　　　　　氏名　　　　　　　　　　　　調査者

料理名	食品名	食品番号	重量 (g)	料理名	食品名	食品番号	重量 (g)
ごはん	ごはん（精白米）	1088	100				
鳥の唐揚げ	鶏むね（脂身なし）	11020	100				
	ジャガイモ片栗粉	2234	5				
	醤油	6150	5				
	しょうが（根茎, 生）		1				
	合成清酒	16023	2				
	調合油	14006	1				
かぼちゃの煮物	日本かぼちゃ	6046	80				
	醤油	17007	7				
	砂糖	3003	3				
コーヒー	インスタントコーヒー	16046	200				

（油の使用量が少ない．通常，吸油率は（素材＋衣）重量の約10％程度）

（実際は西洋かぼちゃ．かぼちゃには，日本かぼちゃと西洋かぼちゃがあり，両者のエネルギーは2倍近い差がある）

（飲んだ量は200gであっても，使用したインスタントコーヒーの量は少量である）

図 7.4　ワークシート 7-2 への誤った記入例

7.1　24時間思い出し法の実際

D. 栄養摂取量の計算

食品名と重量数がわかれば，日本食品標準成分表を用いて，その食品からのエネルギーや各種栄養素の摂取量を計算することができる．これは手計算では時間がかかるので，市販の栄養価計算ソフトを利用すると便利である．ソフトには，上記食品成分表が入力されており，図 7.5 に示したような計算結果が得られる．ソフトによって計算結果の表し方，グラフ化などさまざまな工夫がなされている．

献立	食品番号 (入力列)	[5A 食品名]	[5A 重量] (g)	01.A 廃棄率 %	02.A エネルギー kcal	03.A 水分 g	04.A たんぱく質 g	05.A 脂質 g	06.A 炭水化物 g	07.A 灰分 g	08.A ナトリウム mg	09.A カリウム mg	10.A カルシウム mg
ごはん	1088	ごはん(精白米)	100	0	168	60.0	2.5	0.3	37.1	0.1	1	29	3
プルコギ風	11020	牛モモ(脂身なし)	60	0	132	38.6	11.9	8.5	0.4	0.6	28	192	2
	6247	赤ピーマン	20	10	6	18.2	0.2	0.0	1.4	0.1	0	42	1
	6150	タケノコ(水煮,ゆで)	30	0	9	27.0	1.1	0.1	1.7	0.3	0	141	5
	17046	コチジャン	5	0	9	2.3	0.7	0.3	1.1	0.7	255	22	7
	17007	濃い口醤油	10	0	7	6.7	0.8	0.0	1.0	1.5	570	39	3
	16023	合成清酒	3	0	3	2.5	0.0	0.0	0.2	0.0	0	0	0
	14006	調合油	3	0	28	0.0	0.0	3.0	0.0	0.0	0	0	0
中華風炒め物	8025	エリンギ	20	8	5	17.5	0.7	0.1	1.5	0.2	0	92	0
	6291	緑豆もやし	70	3	10	66.8	1.2	0.1	1.8	0.1	1	48	6
	6207	にら	15	5	3	13.9	0.3	0.0	0.6	0.2	0	77	7
	17025	中華だし	20	0	1	19.8	0.2	0.0	0.0	0.0	4	18	1
	2234	ジャガイモ片栗粉	5										
	17008	薄口醤油	3	0	2	2.1	0.2	0.0	0.2	0.5	189	10	1
	14006	調合油	3	0	28	0.0	0.0	3.0	0.0	0.0	0	0	0
ワカメと卵の中華スープ	9044	カットわかめ	2	0	3	0.2	0.4	0.1	0.8	0.6	190	9	16
	12004	卵(全卵,生)	10	15	15	7.6	1.2	1.0	0.0	0.1	14	13	5
	17025	中華だし	200	0	6	198.0	1.6	0.0	0.0	0.4	40	180	6
	17008	薄口醤油	5	0	3	3.5	0.3	0.0	0.4	0.8	315	16	1
	14002	ごま油	1	0	9	0.0	0.0	1.0	0.0	0.0	0	0	0
		合計	585		446	484.6	23.0	17.5	48.2	6.3	1608	927	65

図 7.5 栄養価計算ソフトでの計算結果の例

E. まとめ

最後に，聞き取りについて困難だった点を図 7.6 を参考にワークシート 7-3 にまとめる．調査される側としての感想もまとめる（ワークシート 7-4）．

	困難だった点，苦労した点
献立	困難だった点，苦労した点
ポテトサラダ	ジャガイモの量は把握できたが，使用するマヨネーズの目安量がわからなかった．
ズリの唐揚げ	コーディングの時，ズリはどの部位か，わからなかった．※
お好み焼き	お好み焼きに，どのくらいキャベツが入っているか推定することが難しかった．

※ 鶏の砂ずり（砂ぎも）のこと

図 7.6 聞き取りについて困難だった点の例

ワークシート 7-3　困難だった点，苦労した点

献立	困難だった点，苦労した点

ワークシート 7-4　調査される側としての感想

7.1　24 時間思い出し法の実際

8. 秤量記録法（実測法）

> ねらい
> ●実測法としての秤量記録法の特徴を理解する．
> ●調理前から秤量する場合と，出来上がった料理からの測定法を理解する．
> ●食品番号化，重量化などのデータの処理ができるようになる．

　エネルギー摂取量や栄養素量の把握には，7章に示した思い出し法のほかに，実際に摂取したものから算出する秤量記録法がある．

　秤量記録法では，ステーキのように食材が単品で食品別に摂取されるものでは，その食品の調理前の重量を測定する．すき焼きのように複数の食品を利用した料理の場合は，調理前に食材別の重量，および出来上がり総量を測定しておき，対象者の摂取量を測定することで，摂取した材料の量を計算で求める．

　秤量記録法は，対象者が自分で実測して記録する場合と，調査員が計量する場合がある．秤量記録法の長所は，摂取量をより正確に測定できることであろう．一方，食べたものすべてを測定することは対象者には負担であり，また調査員に見られているという意識から普段とは違った特別な料理になりがちで，日常を反映しにくくなる．いったん摂取した食物の量がわかれば，その後のエネルギー摂取量や栄養素量についの算出方法は24時間思い出し法と同じであるので，ここでは食品の重量の測定法を中心に学ぶ．

8.1　調理前から調査できる場合：家庭料理，学校給食，病院給食など

　家庭料理や学校給食，病院給食などは調理開始前の食材の分量を測定することができる．

調査例1　家庭料理

①表示をゼロに合わせることができる秤を貸し出す．

②各家庭で調理前に料理名ごとに食品名，使用量を量り，可能であれば料理完成時に出来上がり総量（水を含む）を記録してもらう．

③配膳した量と対象者が食した量を記録する．

④魚や野菜などは，可食部のみを測定してもらうとより正確になる．

⑤食パンやごはん（めし）は，摂取量をそのまま測定してもよい．

⑥カレーライスのように，いろいろな食品を使っている場合は，表8.1のように調理前に使った食品量，料

理の出来上がり量，摂取した料理の量から，材料の食品量を比例計算する．

表 8.1　料理開始前に食材の分量を測定することができる場合の記録法

食事区分	料理名	食品名	使用量 (g, mL)	出来上がり総量 （水を含む）	出来上がり食品 を食べた量	摂取量 (g, mL)
朝食		食パン	120 g			120 g
	野菜サラダ	レタス	50 g			50 g
		ハム	20 g			20 g
		ゆで卵	30 g			30 g
昼食		ごはん（めし）	200 g			200 g
	カレーライス	ジャガイモ	630 g			126 g
		玉ねぎ	300 g			60 g
		ニンジン	420 g	3,500 g	700 g	84 g
		鶏肉	600 g			120 g
		カレールー	120 g			24 g

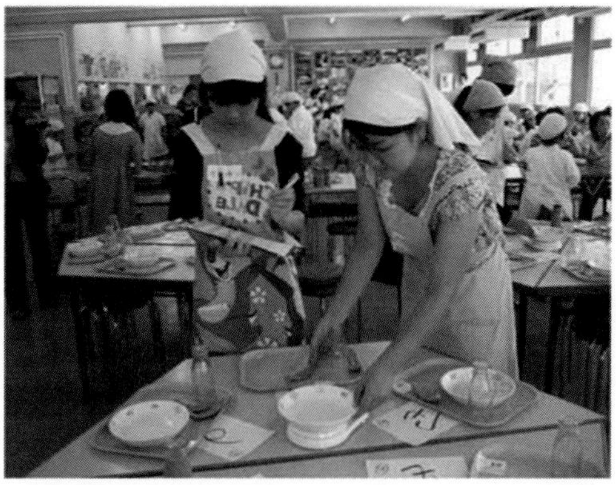

図 8.1　秤量記録法の実施風景
学校給食では配膳した量と食べ残し量を量り，差を計算する．容器の風袋重量を計って記録することもある．

8.2　出来上がった料理からの計算

弁当のように出来上がった料理の場合は，対象者が摂取するものと同じものを購入して，それぞれの食品の重量を測定する．

調査例 2　市販の弁当などの場合

①料理ごとに分け，料理名を確認し，重量を記録する（ワークシート 8-1，図 8.2）．

②それぞれの料理を食品ごとに分解し，重量を量る．

③エビのてんぷらなど，衣に含まれる油の量などは，調味料の割合や吸油率を「調味料の割合・吸油率表」（巻末参照，24 時間思い出し法と同じ資料を使う）を利用し推定する．

ワークシート 8-1　購入した料理の栄養価計算シート

購入した料理の栄養価計算シート

購入した日　　　　___月___日_____ 曜日
購入した店の名前：
商品名
購入価格　　　　　　　円
栄養成分表示　　　エネルギー_____kcal，タンパク質_____g
　　　　　　　　　脂質_____g，炭水化物_____g，ナトリウム_____mg

写真

料理名	食品名	重量（g）	備考

購入した料理の栄養価計算シート

購入した日　　　　10月20日　　曜日
購入した店の名前：コンビニエンスストアA
商品名　　　　　　幕の内弁当
購入価格　　　　　398円
栄養成分表示　　　エネルギー　697 kcal, タンパク質　18.7 g
　　　　　　　　　脂質　23.4 g, 炭水化物　103 g, ナトリウム 1,400 mg

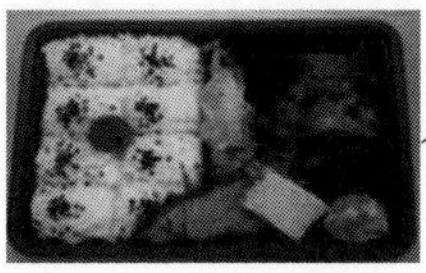

念のために購入したものの写真を貼っておくと確認しやすい

料理名	食品名	重量（g）	備考
ごはん	めし	232	
	梅干し	7	可食部，全体量は8 g
	ごま	0.1	
卵焼き	卵焼き	12.1	
しゅうまい	しゅうまい	17	
しゃけ	さけ	21.8	しろさけ，焼き，うすい塩味
ハンバーグ	ハンバーグ	25.8	
照り焼きソース	しょうゆ	1.8	
	さとう	0.8	
エビの天ぷら			
(29 g)	えび	17.2	
衣	塩	0.1	
	小麦粉	1.7	
	卵	1.7	
	吸油	3.7	
かきあげ	たまねぎ	1.3	
(17.2 g)	にんじん	1.2	
衣	ころも	14.5	小麦粉100，卵60，水140，給油率15％で換算
	（小麦粉）	4.2	
	（卵）	2.5	
	（油）	1.9	
ひじきの煮物	ひじきの煮物	8.4	
	（ひじき）	4.3	乾燥重量に換算，1.1 g
	（にんじん）	1.9	
	（油揚げ）	1.3	
	（しょうゆ）	0.2	
	（さとう）	0.2	
つけもの	たくあん	5.5	
しょうゆ	しょうゆ	4	

図8.2　ワークシート8-1への記入例

実習　秤量記録法

①エネルギー量，栄養素量などが表示されている市販の弁当，または食堂の定食などを購入し，8.2節で示したように料理に利用されている食材を分解・秤量する（ワークシート8-1）．
②栄養計算ソフトで含まれるエネルギー・栄養素を計算する．
③表示されている栄養素量と測定した栄養素量を比較する．

9. 食物摂取頻度調査法

ねらい
- 食物摂取頻度調査票（FFQ）がどのようにつくられているかを理解する．
- 摂取頻度やポーションサイズについて学ぶ．
- 信頼性試験（妥当性と再現性）について学ぶ．
- 本調査の限界を理解する．
- 食物摂取頻度調査票による栄養素摂取量の計算方法を学ぶ．

9.1 食物摂取頻度調査法の実際

　食物摂取頻度調査票（food frequency questionnaire：FFQ）は，習慣的な栄養素摂取状況の調査に使われる質問票である．エネルギーのみ，ある特定の栄養素のみの調査と，エネルギー・栄養素のすべてを調べるものがある．また，食物の摂取頻度のみを質問する定性的食物摂取頻度調査法と，食物の摂取頻度と摂取量について質問する半定量的食物摂取頻度調査法がある．
　ここでは，半定量的食物摂取頻度調査法について取り扱い，習慣的なカルシウム摂取量調査のためのFFQをとおして，どのようにつくり，どう利用するか，どのような長所と限界をもつかなどを学ぶ．

設定
　表9.1は18～22歳の大学生の習慣的なカルシウム摂取量調査に用いた調査票（FFQ）である．24品目の食品の該当する「食べる回数（頻度）」と「1回あたりの食べる量（ポーションサイズ）」に○をつけてもらった結果が示されている．

表 9.1 実施した食物摂取頻度調査票（FFQ）の回答例

No	食品リスト	Q1（摂取回数）食品リストの食品をどのくらいの頻度で食べましたか？ひとつに○　1：まったくない　2：月に1回以下　3：月に3回程度　4：週に2回程度　5：週に4回程度　6：週に6回程度　7：1日1回程度　8：1日3回程度　9：1日6回程度									Q2（1回あたりの食べる量）食品リストの食品を1回に食べる量はどのくらいですか？ひとつに○	
											基準量（ポーションサイズ）	基準量（ポーションサイズ）の 1：1/2量，2：同量，3：2倍
1	牛乳	1	2	3	4	5	6	⑦	8	9	コップ1杯（200 mL）	1 ② 3
2	キャベツ	1	2	3	4	⑤	6	7	8	9	葉1枚	① 2 3
3	豆腐	1	2	3	4	5	⑥	7	8	9	1/3丁	1 ② 3
4	小松菜	1	2	3	④	5	6	7	8	9	お浸しで小鉢1つ	① 2 3
5	インスタントラーメン	1	2	3	④	5	6	7	8	9	カップメン・丼型タイプ	1 2 ③
6	油揚げ	1	2	3	④	5	6	7	8	9	1/3枚	① 2 3
7	食パン	1	2	3	4	5	⑥	7	8	9	6枚切り1枚	1 ② 3
8	卵	1	2	3	4	⑤	6	7	8	9	Lサイズ1個	1 ② 3
9	魚肉ソーセージ	1	2	③	4	5	6	7	8	9	小1本	1 2 ③
10	チーズ	1	2	3	④	5	6	7	8	9	6Pチーズ1個	1 2 ③
11	ごはん	1	2	3	4	5	6	7	⑧	9	普通茶碗1杯	1 ② 3
12	ごま	1	2	③	4	5	6	7	8	9	小さじ1	1 ② 3
13	ヨーグルト	1	2	3	4	⑤	6	7	8	9	カップ1個	1 2 ③
14	わかめ	1	2	③	4	5	6	7	8	9	小さじ1	1 ② 3
15	コーヒー牛乳	1	2	③	4	5	6	7	8	9	コップ1杯（200 mL）	1 ② 3
16	じゃがいも	1	2	3	④	5	6	7	8	9	S1個	1 ② 3
17	りんご	1	2	③	4	5	6	7	8	9	ふじL1/3個	1 ② 3
18	小魚	1	2	3	④	5	6	7	8	9	しらす干し大さじ1	1 ② 3
19	ちくわ	1	2	③	4	5	6	7	8	9	大1/2本	1 ② 3
20	うどん	1	2	3	④	5	6	7	8	9	ゆで1玉	1 2 ③
21	ジャムパン	1	2	③	4	5	6	7	8	9	1個	1 ② 3
22	納豆	1	2	3	④	5	6	7	8	9	1パック	1 ② 3
23	焼き豆腐	1	2	③	4	5	6	7	8	9	1/3丁	1 ② 3
24	バターケーキ	1	2	③	4	5	6	7	8	9	マドレーヌ1個	1 2 ③

　表 9.1 の FFQ からのカルシウム摂取量の計算方法を以下に示す．①～⑤は表 9.2 に対応する．

①日本食品標準成分表 2010 から，各食品リストに該当する食品の 100 g あたりのカルシウム量を入力する（100 g 中表記であるので，後述の算出式で 1 g あたりに調整する必要がある）．

②摂取回数は，調査票の Q1 の回答項目をそれぞれ以下のように置き換えて入力する．

　1：まったくない→ 0　　　　　　　　6：週に 6 回程度→ 0.86
　2：月に 1 回以下→ 0.03　　　　　　7：1 日 1 回程度→ 1
　3：月に 3 回程度→ 0.1　　　　　　　8：1 日 3 回程度→ 3
　4：週に 2 回程度→ 0.29　　　　　　9：1 日 6 回程度→ 6
　5：週に 4 回程度→ 0.57

③各食品リストの基準量（ポーションサイズ．巻末資料参照）重量を入力する．

④摂取量は，調査票の Q2 の回答項目をそれぞれ以下のように置き換えて入力する．

　1：1／2 → 0.5，2：同量→ 1，3：2 倍→ 2

⑤①～④の数値からカルシウム摂取量を算出する．

　カルシウム摂取量（mg）
　＝①食品中のカルシウム量／100 ×②摂取回数×③ポーションサイズ重量×④摂取量

　　（牛乳の例）
　　　　①110 ／ 100　×　②1　×　③206　×　④1　＝　226.6　≒　227（mg）

⑥牛乳以下の他の 23 品目の食品についても同様の計算を行う（表 9.2）．

⑦これらを合計すると，1 日あたりのカルシウム摂取量は 832 mg となる．

表9.2 FFQからのカルシウム摂取量の計算

| | 食品リスト | 日本食品標準成分表2010より | | | ① 摂取回数 | | ③ 1回あたりの食べる量 | | ⑤ カルシウム摂取量 (mg) |
		食品番号	食品名	カルシウム量 (mg/100g)	Q1の回答	摂取回数（調整値）	基準量（ポーションサイズ）の重量(g)	Q2の回答	摂取量（調整値）	
1	牛乳	13003	普通牛乳	110	7 →	1	206	2 →	1	227
2	キャベツ	6061	キャベツ-生	43	5	0.57	50	1	0.5	6
3	豆腐	4034	ソフト豆腐	91	6	0.86	100	2	1	78
4	小松菜	6086	こまつな・葉-生	170	4	0.29	70	1	0.5	17
5	インスタントラーメン	1056	即席中華めん-油揚げ味付け	300	4	0.29	90	3	2	157
6	油揚げ	4040	油揚げ	430	4	0.29	10	1	0.5	6
7	食パン	1026	食パン・市販品	29	6	0.86	60	2	1	15
8	卵	12004	鶏卵・全卵-生	51	5	0.57	55	2	1	16
9	魚肉ソーセージ	10388	魚肉ソーセージ	100	3	0.1	35	3	2	7
10	チーズ	13040	プロセスチーズ	630	4	0.29	25	3	2	91
11	ごはん	1088	めし・精白米（水稲）	3	8	3	100	2	1	9
12	ごま	5018	ごま-いり	1,200	3	0.1	3	2	1	4
13	ヨーグルト	13026	ヨーグルト・脱脂加糖	120	5	0.57	100	3	2	137
14	わかめ	9044	カットわかめ	820	3	0.1	1	2	1	1
15	コーヒー牛乳	13007	乳飲料・コーヒー	80	3	0.1	210	2	1	17
16	じゃがいも	2017	じゃがいも-生	3	4	0.29	90	2	1	1
17	りんご	7148	りんご-生	3	3	0.1	50	2	1	0
18	小魚	10056	いわし・しらす干し-半乾燥品	520	4	0.29	5	2	1	8
19	ちくわ	10381	焼き竹輪	15	3	0.1	50	2	1	1
20	うどん	1039	うどん-ゆで	6	4	0.29	230	3	2	8
21	ジャムパン	15071	ジャムパン	31	3	0.1	100	2	1	3
22	納豆	4046	糸引き納豆	90	4	0.29	30	2	1	8
23	焼き豆腐	4038	焼き豆腐	150	3	0.1	100	2	1	15
24	バターケーキ	15082	バターケーキ	25	3	0.1	25	3	2	1
									合計	832

9.2 簡便なFFQで習慣的な摂取量がわかるしくみ

表9.2でカルシウム摂取量を推測する例を示した．わずか24品目について質問するだけで習慣的なカルシウム摂取量の結果を得ることができたが，ここでは質問票（FFQ）の作成方法や，作成したFFQの信頼性の確認方法について学ぶ．

A. FFQの構成

FFQは，ある地域やある特定の人たちを対象にした調査をもとに，そこで得られた結果から作成されている．以下に例をあげて説明する．

> **設定**
> A市でランダムに抽出された18～22歳の大学生900名を対象として，不連続の3日間の24時間思い出し法による食事調査を行った．食事調査の結果は，各人ごとに栄養価計算ソフトを用いて，エネルギーおよび栄養素量を算出した．そのようにして求められた900名分の結果を1つのデータシートに集計した（表9.3）．

表9.3 24時間思い出し法による食事調査結果の抜粋

A列	B列	C列	D列	E列	F列	G列	H列	I列	J列	K列	L列	M列
個人ID番号	食事区分	料理名	食品番号	食品名	重量 g	エネルギー kcal	タンパク質 g	脂質 g	炭水化物 g	ナトリウム mg	カリウム mg	カルシウム mg
980001	朝食	ごはん	1088	めし・精白米（水稲）	150	252	3.8	0.5	55.7	2	44	5
			6268	ほうれんそう・葉-ゆで	50	13	1.3	0.3	2.0	5	245	35
		お浸し	10092	かつお・削り節	0.8	3	0.6	0.0	0.0	4	6	0
			17007	こいくちしょうゆ	2	1	0.2	0.0	0.2	114	8	1
		ゆで卵	12005	鶏卵・全卵-ゆで	55	83	7.1	5.5	0.2	72	72	28
			17042	マヨネーズ・全卵型	12	84	0.2	9.0	0.5	83	2	1
		みそ汁	6131	大根・葉-ゆで	30	8	0.7	0.0	1.6	8	54	66
			9044	カットわかめ	0.5	1	0.1	0.0	0.2	48	2	4
			17045	米みそ・淡色辛みそ	8	15	1.0	0.5	1.8	392	30	8
			17028	顆粒風味調味料	1.5	3	0.4	0.0	0.5	240	3	1
	昼食	天ぷらうどん	10321	くるまえび・養殖-生	60	58	13.0	0.4	0.0	102	258	25
			12004	鶏卵・全卵-生	15	23	1.8	1.5	0.0	21	20	8
			1015	薄力粉・1等	15	55	1.2	0.3	11.4	0	18	3
			14006	調合油	6	55	0.0	6.0	0.0	0	0	0
			6227	葉ねぎ・葉-生	3	1	0.0	0.0	0.2	0	7	2
			1039	うどん-ゆで	200	210	5.2	0.8	43.2	240	18	12
			17021	かつお・昆布だし	250	5	0.8	0.0	0.8	85	158	8
			17008	うすくちしょうゆ	10	5	0.6	0.0	0.8	630	32	2
			16025	みりん・本みりん	8	19	0.0	0.0	3.5	0	1	0
			17012	食塩	0.5	0	0.0	0.0	0.0	195	1	0
	間食	果物	7054	キウイフルーツ-生	100	53	1.0	0.1	13.5	2	290	33
	夕食	ごはん	1088	めし・精白米（水稲）	150	252	3.8	0.5	55.7	2	44	5
		魚の塩焼き	10003	あじ・まあじ-生	80	97	16.6	2.8	0.1	96	296	22
			17012	食塩	1	0	0.0	0.0	0.0	390	1	0
			6132	大根・根, 皮つき-生	30	5	0.2	0.0	1.2	6	69	7
		野菜サラダ	6061	キャベツ-生	40	9	0.5	0.1	2.1	2	80	17
			6065	きゅうり-生	20	3	0.2	0.0	0.6	0	40	5
			6182	トマト-生	15	3	0.1	0.0	0.6	0	32	1
			6153	たまねぎ・りん茎-生	10	4	0.1	0.0	0.9	0	15	2
			17043	マヨネーズ・卵黄型	15	101	0.4	10.8	0.3	135	4	3
980002	朝食	トースト	1026	食パン・市販品	60	158	5.6	2.6	28.0	300	58	17
			14017	有塩バター	5	37	0.0	4.1	0.0	38	1	1
		ミルクティー	16044	紅茶・浸出液	150	2	0.2	0.0	0.2	2	12	2
			13003	普通牛乳	100	67	3.3	3.8	4.8	41	150	110
		果物	7041	オレンジ・バレンシア・砂じょう-生	60	23	0.6	0.1	5.9	1	84	13

B. 900名の食事調査結果の計算

表9.3に示したデータシートの場合，

A列：個人ID番号

B列：朝食，昼食，夕食，間食の食事の種類

C列：料理名

D列：食品番号

E列：食品名

F列：食品重量

G列以降：日本食品標準成分表2010を参照し食品重量で調整した，エネルギーおよび栄養素量を入力している．

C. カルシウム摂取量の90％以上を占める食品をリストアップする

　表9.3の食事調査の計算結果を，表9.4のように並び変えた．すなわち，総カルシウム摂取量に対する各食品の「供給栄養素量の供給率」（寄与率）を算出し，供給率の高い順に並べた．

　たとえば，一番供給率の高い牛乳は35.9％であった．次に，供給率の累積値を算出する．累積供給率90％を超える食品（今回の場合は牛乳からバターケーキ）までの24種類の摂取量を調査すれば，A市の18～22歳の大学生のカルシウム摂取量をほぼ把握できることになるというのが原理である．

表9.4 カルシウム摂取量の90％を占める食品のリスト

順位	食品名	各食品の総カルシウム値（mg）	供給率（％）	累積供給率（％）
1	牛乳	78,589	35.9	35.9
2	キャベツ	16,015	7.3	43.3
3	豆腐	12,993	5.9	49.2
4	小松菜	10,998	5.0	54.2
5	インスタントラーメン	10,579	4.8	59.1
6	油揚げ	9,773	4.5	63.5
7	食パン	7,305	3.3	66.9
8	卵	5,816	2.7	69.5
9	魚肉ソーセージ	5,770	2.6	72.1
10	チーズ	5,508	2.5	74.7
11	ごはん	4,866	2.2	76.9
12	ごま	4,571	2.1	79.0
13	ヨーグルト	4,023	1.8	80.8
14	わかめ	3,513	1.6	82.4
15	コーヒー牛乳	3,066	1.4	83.8
16	じゃがいも	2,687	1.2	85.0
17	りんご	2,170	1.0	86.0
18	小魚	1,712	0.8	86.8
19	ちくわ	1,444	0.7	87.4
20	うどん	1,339	0.6	88.0
21	ジャムパン	1,330	0.6	88.6
22	納豆	1,045	0.5	89.1
23	焼き豆腐	938	0.4	89.5
24	バターケーキ	927	0.4	90.0

D. FFQの信頼性を確認する

A市の18～22歳の大学生のカルシウム摂取量を調べるためには，前述で抽出された24種類の食品だけ調べればよいのだろうか．作成したFFQの妥当性と再現性という2つの信頼性試験を以下の手順で行い確認する．

① A市の18～22歳の大学生をランダムに選ぶ．

調査に必要な対象者の人数は，カルシウム摂取量の平均値と標準偏差から推測する（4章サンプルサイズの計算参照）．作成したFFQを用いて対象者のカルシウム摂取量を計算する（FFQ1）．

②①と同一対象者で，不連続3日間の24時間思い出し法による食事調査を行う（実測法でもよい）．

これらの方法による結果をスタンダード値とし，FFQの結果との比較を行う．1つの方法としてt検定などで差の検定をする．両調査方法で得られた平均値に差がなければ，作成したFFQの妥当性が高いといえる．

③①と同一対象者で，FFQ1実施後（10～14日後）に再び同じFFQでカルシウム摂取量の調査を行う（FFQ2）．FFQ1とFFQ2の平均値に差がなければ，作成したFFQの再現性が高いといえる．

E. FFQの限界

例示のFFQ（表9.1）は，A市の18～22歳の大学生のカルシウム摂取量を調査するためのものである．A市の食習慣と異なるような地域ではカルシウム摂取に供給する食品も異なることになる．そこで，他市で使用するときは上記の信頼性のテストを実施して，信頼性を確認しておかねばならない．つまり，A市のデータをもとに作成したFFQは，食習慣が明らかに違う米国の同年代の学生では，利用しても信頼性のある結果は得られないということである．

9.3 食品群別リストを用いた FFQ

前項では食品リストを用いた FFQ（以下，食品リスト FFQ）を作成したが，食品群別リストによる質問の方法もある．食品リスト FFQ の質問では，リストにあげられなかった食品に対しての回答がなされないおそれがあるが，食品群別リストによる質問では，個々の食品が食品群に包括されるため，食品の欠落が少ないとされる．しかし，どの食品がどの食品群に含まれるかの説明が必要である．

また食品リスト FFQ の栄養価計算では，該当する食品リストについて，日本食品標準成分表からの算出が可能であるが，食品群別リスト FFQ では，食品群ごとの荷重平均成分表が必要となる．

A. 食品群別リストの設定

食品群の区分には，4 群から 100 群までさまざまあるが，ここでは日本食品標準成分表の 18 食品群を用いて行う．

B. 荷重平均成分表の作成

先に用いた A 市の 18～22 歳の大学生 900 名の 3 日分の 24 時間思い出し法による食事調査結果（900 名分の統合されたデータシート）を用いて，食品群に分類する（各食品名に対して，食品群名を入力する，表 9.5）．各食品群別に食品の構成比を算出して，荷重平均成分表を作成する（表 9.6）．

表 9.5　24 時間思い出し法による食事調査結果（食品群名含む）の抜粋

A列	B列	C列	D列	E列	F列	G列	H列	I列	J列	K列	L列	M列	N列
個人ID番号	食事区分	料理名	18食品群名	食品番号	食品名	重量 g	エネルギー kcal	タンパク質 g	脂質 g	炭水化物 g	ナトリウム mg	カリウム mg	カルシウム mg
980001	朝食	ごはん	01.穀類	1088	めし・精白米（水稲）	150	252	3.8	0.5	55.7	2	44	5
			05.緑黄色野菜	6268	ほうれんそう・葉-ゆで	50	13	1.3	0.3	2.0	5	245	35
		お浸し	11.魚介類	10092	かつお・削り節	0.8	3	0.6	0.0	0.0	4	6	0
			18.調味料・香辛料	17007	こいくちしょうゆ	2	1	0.2	0.0	0.2	114	8	1
		ゆで卵	13.卵類	12005	鶏卵・全卵-ゆで	55	83	7.1	5.5	0.2	72	72	28
			18.調味料・香辛料	17042	マヨネーズ・全卵型	12	84	0.2	9.0	0.5	83	2	1
		みそ汁	05.緑黄色野菜	6131	大根・葉-ゆで	30	8	0.7	0.0	1.6	8	54	66
			09.海草類	9044	カットわかめ	0.5	1	0.1	0.0	0.2	48	2	4
			18.調味料・香辛料	17045	米みそ・淡色辛みそ	8	15	1.0	0.5	1.8	392	30	8
			18.調味料・香辛料	17028	顆粒風味調味料	1.5	3	0.4	0.0	0.5	240	3	1
	昼食	天ぷらうどん	11.魚介類	10321	くるまえび・養殖-生	60	58	13.0	0.4	0.0	102	258	25
			13.卵類	12004	鶏卵・全卵-生	15	23	1.8	1.5	0.0	21	20	8
			01.穀類	1015	薄力粉・1等	15	55	1.2	0.3	11.4	0	18	3
			15.油脂類	14006	調合油	6	55	0.0	6.0	0.0	0	0	0
			05.緑黄色野菜	6227	葉ねぎ・葉-生	3	1	0.0	0.0	0.2	0	7	2
			01.穀類	1039	うどん-ゆで	200	210	5.2	0.8	43.2	240	18	12
				17021	かつお・昆布だし	250	5	0.8	0.0	0.8	85	158	8
			18.調味料・香辛料	17008	うすくちしょうゆ	10	5	0.6	0.0	0.8	630	32	2
			18.調味料・香辛料	16025	みりん・本みりん	8	19	0.0	0.0	3.5	0	1	0
			18.調味料・香辛料	17012	食塩	0.5	0	0.0	0.0	0.0	195	1	0
	間食	果物	07.果実類	7054	キウイフルーツ-生	100	53	1.0	0.1	13.5	2	290	33
	夕食	ごはん	01.穀類	1088	めし・精白米（水稲）	150	252	3.8	0.5	55.7	2	44	5
		魚の塩焼き	11.魚介類	10003	あじ・まあじ-生	80	97	16.6	2.8	0.1	96	296	22
			18.調味料・香辛料	17012	食塩	1	0	0.0	0.0	0.0	390	1	0
			06.その他の野菜	6132	大根・根、皮つき-生	30	5	0.2	0.0	1.2	6	69	7
		野菜サラダ	06.その他の野菜	6061	キャベツ-生	40	9	0.5	0.1	2.1	2	80	17
			06.その他の野菜	6065	きゅうり-生	20	3	0.2	0.0	0.6	0	40	5
			05.緑黄色野菜	6182	トマト-生	15	3	0.1	0.0	0.7	0	32	1
			06.その他の野菜	6153	たまねぎ・りん茎-生	10	4	0.1	0.0	0.9	0	15	2
			18.調味料・香辛料	17043	マヨネーズ・卵黄型	15	101	0.4	10.8	0.3	135	4	3
980002	朝食	トースト	01.穀類	1026	食パン・市販品	60	158	5.6	2.6	28.0	300	58	17
			15.油脂類	14017	有塩バター	5	37	0.0	4.1	0.0	38	1	1
		ミルクティー	17.嗜好飲料類	16044	紅茶・浸出液	150	2	0.2	0.0	0.2	2	12	2
			14.乳類	13003	普通牛乳	100	67	3.3	3.8	4.8	41	150	110
		果物	07.果実類	7041	オレンジ・バレンシア・砂じょう-生	60	23	0.6	0.1	5.9	1	84	13

表 9.6 荷重平均成分表の作成（抜粋）

18 群食品群	食品番号	食品名	構成比 (g)	エネルギー kcal	タンパク質 g	脂質 g	炭水化物 g	ナトリウム mg	カリウム mg	カルシウム mg
10. 豆類	4034	ソフト豆腐	45	59	5.1	3.3	2.0	7	150	91
	4040	油揚げ	40	347	16.7	29.8	2.3	9	50	270
	4046	糸引き納豆	15	60	5.0	3.0	3.6	1	198	27
		合計	100	466	27	36	8	17	398	388
11. 魚介類	10381	焼き竹輪	55	61	6.1	1.0	6.8	415	48	8
	10388	魚肉ソーセージ	40	56	4.0	2.5	4.4	284	25	35
	10056	いわし・しらす干し‐半乾燥品	5	10	2.0	0.2	0.0	130	25	26
		合計	100	127	12	4	11	829	97	69
14. 乳類	13003	普通牛乳	65	138	6.8	7.8	9.9	84	309	227
	13026	ヨーグルト・脱脂加糖	25	67	4.3	0.2	11.9	60	150	120
	13040	プロセスチーズ	10	85	5.7	6.5	0.3	275	15	158
		合計	100	290	17	15	22	419	474	504

表 9.5 のデータシートの場合，A 列に個人 ID 番号，B 列に朝食，昼食，夕食，間食の食事の種類，C 列に料理名，D 列に 18 食品群名，E 列に食品番号，F 列に食品名，G 列に食品重量，H 列以降は日本食品標準成分表 2010 を参照し食品重量で調整した，エネルギーおよび栄養素量を入力している．

C. ポーションサイズの設定

先に用いた A 市の 18～22 歳の大学生 900 名の 3 日分の 24 時間思い出し法による食事調査結果より，1 回あたりの基準量（ポーションサイズ）を算出し，質問票に使用しやすい量として設定する（表 9.7）．

D. 質問票の信頼性

食品リスト FFQ のように，同一対象者に繰り返して質問票を実施する再現性や，妥当性として，24 時間思い出し法などによる食事調査結果との比較を行って検討する．

表 9.7 食品群別 FFQ の例

食品群	1 週間で何回食べますか（摂取回数）該当する数字を記入	1 回に食べる量はどのくらいですか（摂取量）該当するものにひとつ○				基準量（ポーションサイズ）
		ほとんど食べない (0)	少し食べる (0.5)	普通に食べる (1.0)	たっぷり食べる (1.5)	
Q2 大豆製品は，どのくらい食べますか．						豆腐なら 1/3 丁 油揚げなら 1/3 枚 納豆なら 1 パック
Q3 魚介類は，どのくらい食べますか．						魚肉ソーセージなら小 1 本 しらす干しなら大さじ 1 ちくわなら大 1/2 本
Q4 卵は，どのくらい食べますか．						鶏卵 1 個
Q5 乳製品は，どのくらい食べますか．						牛乳ならコップ 1 杯(200 mL) 6 P チーズなら 1 個 ヨーグルトならカップ 1 個

実習 1 食物摂取頻度調査

ワークシート 9-1 の食物摂取頻度調査票 (FFQ) を用いて，回答する．次にワークシート 9-2 を用いて，FFQ からのカルシウム摂取量を求める．

実習2 食物摂取頻度調査票の信頼性（妥当性）

①前章までに行った24時間思い出し法もしくは秤量記録法による食事調査の結果からのカルシウム摂取量と，ワークシート9-1を用いて行った食物摂取頻度調査からワークシート9-2を用いて算出したカルシウム摂取量（クラス全員分データ）を，各々クラス全員分のデータを用意する（ワークシート9-3）．

②この両方法の結果について，t検定などを用いて比較し，食物摂取頻度調査票の信頼性（妥当性）を調べる．

③なお，24時間思い出し法もしくは秤量記録法による食事調査時期とワークシート9-1食物摂取頻度調査票の調査実施時期は，なるべく同時期（1か月以内）に行うことが望ましい．また24時間思い出し法もしくは秤量記録法は，不連続の3日間（平日2日，休日1日）以上の食事調査を行うことが望ましい．

ワークシート9-1 食物摂取頻度調査票（FFQ）

No	食品リスト	Q1（摂取回数）食品リストの食品をどのくらいの頻度で食べましたか？ ひとつに○　1：まったくない　2：月に1回以下　3：月に3回程度　4：週に2回程度　5：週に4回程度　6：週に6回程度　7：1日1回程度　8：1日3回程度　9：1日6回程度									Q2（1回当たりの食べる量）食品リストの食品を1回に食べる量はどのくらいですか？ ひとつに○			
											基準量（ポーションサイズ）	基準量（ポーションサイズ）の　1：1/2量　2：同量　3：2倍		
1	牛乳	1	2	3	4	5	6	7	8	9	コップ1杯（200 mL）	1	2	3
2	キャベツ	1	2	3	4	5	6	7	8	9	葉1枚	1	2	3
3	豆腐	1	2	3	4	5	6	7	8	9	1/3丁	1	2	3
4	小松菜	1	2	3	4	5	6	7	8	9	お浸しで小鉢1つ	1	2	3
5	インスタントラーメン	1	2	3	4	5	6	7	8	9	カップメン・丼型タイプ	1	2	3
6	油揚げ	1	2	3	4	5	6	7	8	9	1/3枚	1	2	3
7	食パン	1	2	3	4	5	6	7	8	9	6枚切り1枚	1	2	3
8	卵	1	2	3	4	5	6	7	8	9	Lサイズ1個	1	2	3
9	魚肉ソーセージ	1	2	3	4	5	6	7	8	9	小1本	1	2	3
10	チーズ	1	2	3	4	5	6	7	8	9	6Pチーズ1個	1	2	3
11	ごはん	1	2	3	4	5	6	7	8	9	普通茶碗1杯	1	2	3
12	ごま	1	2	3	4	5	6	7	8	9	小さじ1	1	2	3
13	ヨーグルト	1	2	3	4	5	6	7	8	9	カップ1個	1	2	3
14	わかめ	1	2	3	4	5	6	7	8	9	小さじ1	1	2	3
15	コーヒー牛乳	1	2	3	4	5	6	7	8	9	コップ1杯（200 mL）	1	2	3
16	じゃがいも	1	2	3	4	5	6	7	8	9	S1個	1	2	3
17	りんご	1	2	3	4	5	6	7	8	9	ふじL1/3個	1	2	3
18	小魚	1	2	3	4	5	6	7	8	9	しらす干し大さじ1	1	2	3
19	ちくわ	1	2	3	4	5	6	7	8	9	大1/2本	1	2	3
20	うどん	1	2	3	4	5	6	7	8	9	ゆで1玉	1	2	3
21	ジャムパン	1	2	3	4	5	6	7	8	9	1個	1	2	3
22	納豆	1	2	3	4	5	6	7	8	9	1パック	1	2	3
23	焼き豆腐	1	2	3	4	5	6	7	8	9	1/3丁	1	2	3
24	バターケーキ	1	2	3	4	5	6	7	8	9	マドレーヌ1個	1	2	3

ワークシート 9-2　FFQからのカルシウム摂取量の計算

	日本食品標準成分表 2010 より			① 摂取回数		③ 1回あたりの食べる量	④		⑤
食品リスト	食品番号	食品名	カルシウム量 (mg/100g)	Q1の回答	摂取回数 (調整値)	基準量（ポーションサイズ）の重量 (g)	Q2の回答	摂取量 (調整値)	カルシウム摂取量 (mg)
1 牛乳	13003	普通牛乳	110			206			
2 キャベツ	6061	キャベツ - 生	43			50			
3 豆腐	4034	ソフト豆腐	91			100			
4 小松菜	6086	こまつな・葉 - 生	170			70			
5 インスタントラーメン	1056	即席中華めん - 油揚げ味付け	300			90			
6 油揚げ	4040	油揚げ	430			10			
7 食パン	1026	食パン・市販品	29			60			
8 卵	12004	鶏卵・全卵 - 生	51			55			
9 魚肉ソーセージ	10388	魚肉ソーセージ	100			35			
10 チーズ	13040	プロセスチーズ	630			25			
11 ごはん	1088	めし・精白米（水稲）	3			100			
12 ごま	5018	ごま - いり	1,200			3			
13 ヨーグルト	13026	ヨーグルト・脱脂加糖	120			100			
14 わかめ	9044	カットわかめ	820			1			
15 コーヒー牛乳	13007	乳飲料・コーヒー	80			210			
16 じゃがいも	2017	じゃがいも - 生	3			90			
17 りんご	7148	りんご - 生	3			50			
18 小魚	10056	いわし・しらす干し - 半乾燥品	520			5			
19 ちくわ	10381	焼き竹輪	15			50			
20 うどん	1039	うどん - ゆで	6			230			
21 ジャムパン	15071	ジャムパン	31			100			
22 納豆	4046	糸引き納豆	90			30			
23 焼き豆腐	4038	焼き豆腐	150			100			
24 バターケーキ	15082	バターケーキ	25			25			

合計

ワークシート 9-3　食物摂取頻度調査票（FFQ）の信頼性（妥当性）の検討

学生 ID	カルシウム摂取量（mg）	
	24時間思い出し法もしくは秤量記録法からの結果	FFQからの結果
1		
2		
3		
4		
5		
6		
7		
8		
9		
10		
11		
12		
13		
14		
15		
16		
17		
18		
19		
20		
21		
22		
23		
24		
25		
26		
27		
28		
29		
30		

10. 質問票の作成法

> ねらい
> ●食生活，食態度，食知識などを調査するための質問票（アンケート用紙）の作成ができるようになる．

10.1 質問票による調査

　質問票による調査とは，栄養・食生活のさまざまな分野で生じている問題を解決するために，問題に関係している人々や組織に対して同じ質問を行い，質問に対する回答としてのデータを収集し，そのデータを解析することにより問題解決に役立つ情報を引き出していくという一連のプロセスである．

　通常，質問票による調査を行う主目的として，「①問題を発見する，②実態を表す指標を定量化する，③問題に含まれる因果関係を確認したり探索する」の3つがあげられる．そこで，ここでは食生活をとりまく要因に関する諸調査に関する質問票の作成法を学ぶ．

　質問票は，多くの項目について実施すれば多くの事柄についての実態を把握することができるが，調査の項目が多すぎて対象者の負担になるようでは協力してもらうことは難しく，調査内容に対する信頼性をも欠くことになる．A4用紙1枚（両面）あるいは2枚（片面ずつ）などに収めることが望ましい．

　また，調査項目については，対象者の年齢・理解度・協力性などに見合うようなものとすることが大切である．調査の目的や知りたい情報収集への必要性を考慮し，最小限必要な調査項目を選定する．調査には大きく分けて表10.1のようなものがある．

表10.1　調査項目の分類

食生活調査	知識調査，食生活状況調査，食生活に関する関心度調査など
嗜好調査	食品名での調査，調理名での調査，調理法での調査，味付けに関する調査など
健康に関する調査	生活時間調査，自覚症状による調査，運動に関する調査（運動に対する関心や興味など・歩数，運動の種類・頻度・時間など），休養に関する調査〔消極的な休養（睡眠・入浴・安静など）・積極的な休養（趣味・余暇活動・旅行など）〕
経済に関する調査	家計調査からみた食物消費の動向，食料需給表からみた所得弾性値と価格弾性値の動向，食材料費の比率，健康―治療に対する経済効果など

10.2 テーマの設定

テーマの設定，調査対象については次のように考える（図10.1）．

①対象者・対象集団をどういう方向に導くのか，どういう目的で実施するのか，なぜその調査が必要なのかなどを明確にする．

②対象者・対象集団の抱えている問題点，必要性などの優先性・重要性などを十分に念頭に置き，優先順位をつけて調査のテーマを設定するように考慮する．

通常，調査者は，ある変数の変化が他の変数に予測可能な変化をもたらす，という因果関係に興味がある．"構成概念"とは，研究者によって，特定の科学的目的のために意図的かつ系統的に考案または構成された概念（Kerlinger, 1973）である．

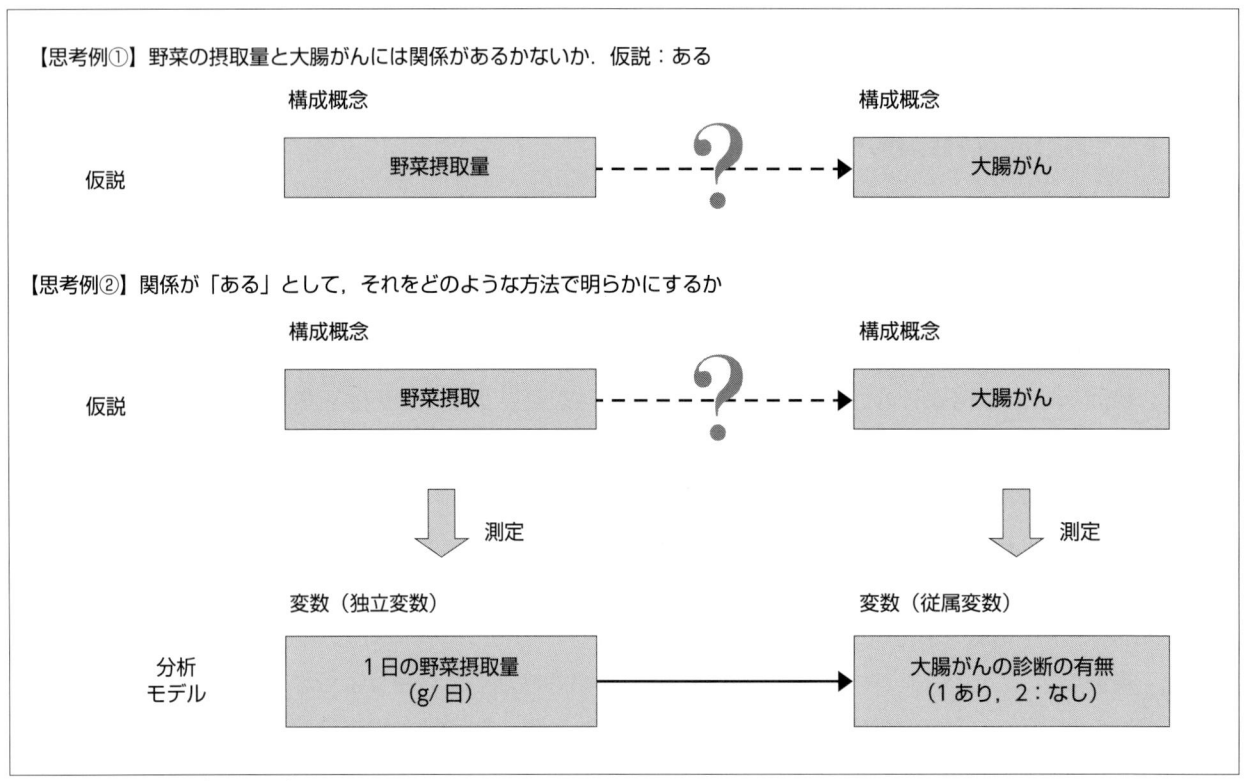

【思考例①】野菜の摂取量と大腸がんには関係があるかないか．仮説：ある

仮説：構成概念 野菜摂取量 ──?──▶ 構成概念 大腸がん

【思考例②】関係が「ある」として，それをどのような方法で明らかにするか

仮説：構成概念 野菜摂取 ──?──▶ 構成概念 大腸がん

↓測定　　　　　　　　　　　　↓測定

分析モデル：変数（独立変数）1日の野菜摂取量（g/日）──▶ 変数（従属変数）大腸がんの診断の有無（1：あり，2：なし）

図10.1　テーマの設定の考え方
独立変数と従属変数：何らかの手続きにより，構成概念に数値を割りあてたものを変数と呼ぶ．
「原因」の方の変数を独立変数，「結果」の方の変数を従属変数と呼ぶ．

10.3 質問票の構成

質問票はいろいろな場面で活用されるが，知識，意識，行動（習慣）に関する事柄など，質問票で知り得やすい項目がある．質問票は，情報として十分に役立つものでなければならない．その一方，調査項目が多ければ多いほど，書き落としや，誤りが生じやすく，それをそのまま統計処理すると，まとめの際に大変困ることになる．

ここでは例として「おやつをたくさん食べる子どもは，虫歯になりやすいといえるか」をテーマとし，「おやつをたくさん食べる子どもは虫歯になりやすい」という仮説をたて，同時期に行われた健康診断結果と質問票による調査を組み合わせた模擬調査報告をもとに進める．表 10.2 に示す調査背景をもとに解説する．

表 10.2 質問票による調査背景の例

テーマ	おやつをたくさん食べる子どもは，虫歯になりやすいといえるか
対象者	B 市小学生
理由	○○調査によると，おやつの摂取状況と虫歯の関連性が指摘されている．B 市における小学生の罹患率は近隣の 3 市に比べてやや高い結果となっている．おやつ以外の食生活も含め，虫歯との関係を調査したい．
調査時期	4 月下旬（歯科検診と健康診断結果との比較のため）
対象期間	過去 1 年間の平日の食行動
対象人数	○○人（算出方法は 4 章参照）
予算	○万円（調査人員○名）
統計処理	カイ 2 乗検定

質問票は，正確で信頼性のある回答が得られる必要がある．質問票の構成は，大きく「フェイスシート」「質問項目」「回答項目」からできている（図 10.2）．

「フェイスシート」は対象者の特性を知るだけでなく，データ整理をするときに処理しやすいように，たとえば「男」を「1」，「女」を「2」などと設定する．

また，質問項目は，聞き出したい内容が結果として表れる必要があるうえに，対象者が回答しやすいものである必要がある．

回答項目はのちに統計処理をしやすくするための工夫も必要である．たとえば，個人の健康状態（疾病の有無）と要因（生活習慣）との関連を求めるオッズ比（16 章参照）や，カイ 2 乗（x^2）検定（15 章参照）を使うことになる．

また，対象者のいつの行動を調査したいかを明確にするため，「平日の」あるいは「土日の」または「過去 1 年で」など，期間を限定するものであることを最初に設定することもある．

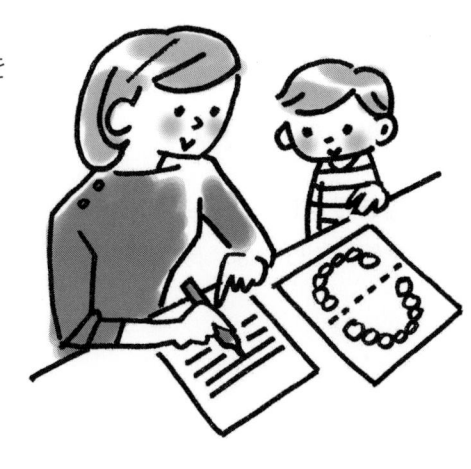

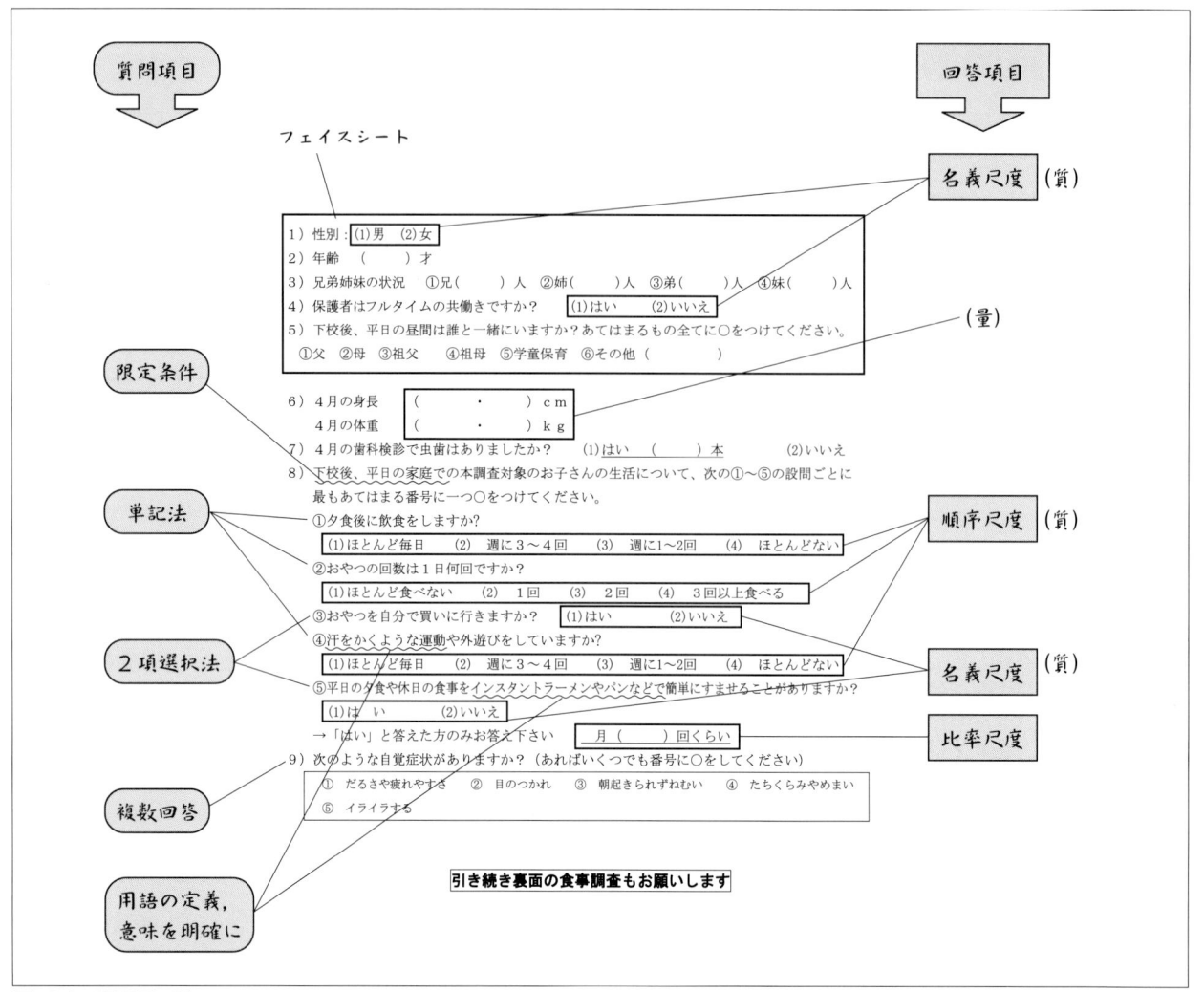

図10.2 質問票の例
　　　　フェイスシートと質問項目，回答項目の抜粋である．このほかにはじめにあいさつ部分，最後にお礼部分などを含む．

A. フェイスシート

　氏名，性別，年齢（学年），家族構成などの個別の基本情報となる部分をフェイスシートという．
　たとえば，質問票の内容を学校や職場の健康診断票と照らしあわせる場合などは特にフェイスシートは大切な役割を果たすため，書き落としがないように確認する必要がある．反面，記名式にすると回収率が下がる可能性が高くなる．そこで，例では，4月の健康診断結果と質問票を同時に保護者に渡し，身長，体重，歯科検診結果を質問票に引き写して記入してもらうことで，記名しない方法をとっている．

B. 仮説と質問項目

　仮説を設定し，どのような指標を設定すれば知りたい事柄を明らかにできるかを決める．指標としてBMIを知りたければ，身長・体重を質問票の質問項目にする．たとえば表10.3に示すように項目を考える．

表 10.3　質問項目の大まかな書き出しの例

大項目	小項目	理由
体格	身長と体重	BMIも算出できるので
虫歯	有無と本数	虫歯とおやつの関係を把握するため．虫歯の検診結果の返却と同時に質問票を配布するので，記入がしやすい．
食生活	夕食後の飲食	
	おやつの回数	
	おやつの購入方法	
	即席めんやパンなどの食事がどのくらいあるか	

C. 質問項目と質問文の作成

質問文に関して，次のような注意事項を心がける．

①文体は肯定の疑問文に．

「あなたは，この1年で○○したことがありますか」といった文である．「○○したことはありませんでしたか」といった否定文は避ける．「子どもの夜更かしは成長にとって良くないとは思わない」などの二重否定は特に避ける．

②聞きたい事柄に対して限定的な条件が必要な場合は，条件を明示する．

家庭で過ごす休日や長期休暇中について児童に「あなたはおやつを何回食べますか？」と聞けば，ほとんどが「2回」と回答するであろう．そこで「下校後，平日の家庭で」という限定条件を明示して聞くようにすることで，平日の児童の実態が明らかにできる．

③質問の文言の定義や意味を明確に．

「平日の夕食や休日の食事を簡単にすませることがあるか」と聞いたとする．この場合，「簡単にすませる」の定義および意味は，外食，インスタントラーメンやパンなど料理の種類，調理法，料理の品数など，回答者によってその受け止め方は違うものである．そこで，調査後の健康教育も視野に入れて，知りたい内容を聞くような文章にする．また，小学生においては，放課後の過ごし方としてクラブや習い事としてのスポーツも盛んである現状から，屋外屋内問わず体を動かす習慣を知りたいために，「外遊び」と限定せず，「汗をかく程度の運動や外遊び」とすることである程度運動の強度を示すとともに体を動かす習慣を質問している．

近年では自炊しているかという質問では，レンジで温めるだけでも自炊していると答えることもあるので工夫が必要となる．

④意味の違う複数の用語を盛り込まない．

たとえば，「健康のために飲酒量に気をつけたり喫煙量に気をつけたりしていますか」のような質問文である．「飲酒量は特に気にしていないが喫煙量には気をつけている人」や「喫煙量は気にしているが飲酒量には特に気をつけていないという人」もいる．飲酒と喫煙は別々の文章で聞く．

⑤誘導質問はさける．

「最近は子どもの肥満という病気が非常に多くなってきたといわれますが，あなたはどう思いますか」などの場合である．この場合「多くなったと思う」との回答が多くなる．

⑥質問数は限る．

「他の研究にも使えそうだから」や，「似たような内容だけど」といった，必要以上の質問は入れない．回答者の負担になるばかりでなく，必要な質問の正確な回答が得られにくくなったり，調査拒否につながることもある．

また，質問の文が長くなりすぎないように，また質問項目の流れ，量にも配慮する．

D. 回答形式

質問項目の設定に対して，その回答の形式にも留意が必要である．質問の回答形式は，

①自由回答法（具体的回数や量などを回答してもらう）

②2項選択法（「はい」「いいえ」，「ある」「ない」などのように，2つの選択肢から選ぶ）

③多項選択法

がある．多項選択法には，3つ以上の選択肢から1つを回答する方法と2つ以上を回答する方法がある．

「はい」，「いいえ」形式，または，「ある」，「なし」のように2択にしておくと，2×2分割表にまとめやすくなる．しかし，調査票では多項選択法で質問をし，集計・分析の段階で（14章参照），調査者がグループ分けのルールを決め，2×2分割表にまとめることも可能である．

E. 回答項目の性質

得られる回答項目には，文字データと数値データがある．

フェイスシートの回答で，男性か女性として文字データで得られた情報は，データの整理をしやすいように数字データの1と2で表現することができるが，この1と2は数学的な計算や大小を比較することはできないことに注意する．

これらデータの性質には名義尺度，順序尺度，間隔尺度，比率尺度の4種類がある（表10.4）．

表10.4 回答項目の性質

質的データ	名義尺度	対象のさまざまな属性を分類するために"ラベル"として数値を割りあてた数 →この数字は単に分類のために割りあてたので，データの整理に使うことができるが，数学的な計算や大小を比較することはできない	例）性別　　　1：男　　　2：女 　　血液型　　1：A型　2：B型　3：AB型　4：O型 　　婚姻状態　1：独身　2：既婚　3：離婚　4：その他 　　グループ　1：介入群　2：対照群
	順序尺度	対象のさまざまな属性の程度に応じて順位を割りあてた変数 →数値の大小比較ができる	例）肥満度　1：やせ　2：標準　3：肥満　4：高度肥満 　　重症度　1：軽度　2：中等度　3：重度　4：最重度
量的データ	間隔尺度	属性間の間隔をあらわすように数値が等間隔に割りあてられた変数．基準となる値に対しての距離を表しており，マイナスの値をとることもある． →属性間の間隔が等しいため，数値の加算・減算が可能になる	例）気温，体温
	比率尺度	間隔尺度の性質に加えて，何もないことを意味する絶対ゼロをもつ変数 →あらゆる数学的処理（四則演算）が可能	例）身長，体重，血圧，血糖値など

質問項目の回答形式と尺度を間食習慣の調査項目を例に示す．

1）あなたは日頃，間食をすることがありますか？

　　　　　　1.「はい」　2.「いいえ」　　　　　　　　　　　　　名義尺度

2）あなたは日頃，どれくらいの頻度で間食をしますか？

　　　　　　1.「毎日2回以上」　2.「毎日1回以上2回未満」
　　　　　　3.「週2，3回」　4.「間食しない，または週2回未満」　順序尺度

3）あなたは，週に何回，間食をしますか？

「 ___ 回」　　　　　　　　　　　　　　　比率尺度

このように同じ間食習慣を問う質問でも，回答形式により得られる尺度は変わる．

これによって行える統計処理も変わってくるため，回答形式の設定には注意が必要である．ただし，比率尺度で得られた回答は，後日，順序尺度や名義尺度に置き換えて集計・分析を行うことも可能であるが，逆はできない．尺度によってできる統計処理が異なるので，見返しの統計手法一覧を参照のこと．

実習　質問票の作成

選定したテーマ，対象者，理由，調査項目にしたがって，質問票を作成する．

質問票は，対象者にとっては，①記入しやすく，記入時間の少なくてすむものであり，②調査対象者の人数・年齢・理解度を考慮したものがよい．また調査者にとって，調査時間がかからず，調査後の活用が十分にでき，実態の把握が容易なことも考慮する必要がある．

①調査テーマの設定，調査対象の選定などを考える．

既存の学会誌に投稿された研究論文（検索の方法は1章参照）をもとに，調査テーマや対象者，その理由などワークシート10-1を埋める．

グループ内で各テーマについて検討し，選択，あるいは統合してテーマの設定を絞る．

ワークシート10-1　テーマの設定と基本事項のまとめ

	私の設定	グループでの設定
テーマ		
対象者		
理由		
調査時期		
対象期間		
対象人数		
予算		
統計処理		

②調査項目を選定する．

ワークシート10-2に調査項目を列挙する．グループ内で的確な内容になるよう調整する．

ワークシート 10-2 調査項目の概要

大項目	小項目	理由

③各自，またはグループで精選した調査項目を，順番に配慮しながら，質問文と回答形式を考え文章をつくりワークシート 10-3 に記入する．

ワークシート 10-3 質問項目と回答形式

分類	質問文	回答形式	尺度
基本項目	1.		
	2.		
	3.		
	4.		
食生活状況			

④ワークシート 10-3 をもとに，質問票を A4 用紙 1 枚にフェイスシートを含む質問項目をまとめ，質問票を完成させる．

　見やすい質問票の作成として，フォント（明朝体かゴシック体），フォントサイズ，箇条書きの書き方，行間，1 行の文字数，回答項目の位置など各自工夫する．

11. 生活活動時間調査によるエネルギー消費量測定

> **ねらい**
> ●エネルギー消費量の計算に用いる用語を理解し，使い分けることができるようになる．
> ●生活活動記録を整理できるようになる．
> ●生活活動を時間に換算し，メッツ（metabolic equivalent：MET）を用いた表現にすることができる．
> ●基礎代謝量を求め，エネルギー消費量を計算できるようになる．
> ●基礎代謝量，メッツ，求められたエネルギー消費量の信頼度について知る．

　7～9章では，食事からのエネルギーと栄養素摂取量の測定法について学んできた．本章では，エネルギー消費量を，生活活動時間調査（タイムスタディ）法で求める手法を学ぶ．

　用いるのは，座位安静時代謝量（基礎代謝量×1.1）に各種活動強度（メッツ）をかけたものである．この2要因は，いずれもすべての個人に当てはまるものではなく，対象者の平均値として求められたものであるので，算出したエネルギー消費量は目安として利用するのが妥当であることも理解すべきである．

　1日あたりの総エネルギー消費量（total energy expenditure, TEE）は，

　　1日あたりの総エネルギー消費量（TEE）
　　　＝基礎代謝量（BMR）× 身体活動レベル（PAL）

で算出されるが，座位安静時代謝量を用いると，次のようになる．

　　　＝座位安静時代謝量×メッツの平均値／0.9
　　　＝（基礎代謝量 × 1.1）×メッツの平均値／0.9
　　　＝（基礎代謝基準値 × 体重 × 1.1）×メッツの平均値／0.9

なぜ0.9で割っている？

　総エネルギー消費量（TEE）の中には，食事誘導性産熱（DIT）が含まれる．DITは，1日のエネルギー消費の約10%（0.1 TEE）を占めている．すなわち，
　　TEE＝座位安静時代謝量×メッツの平均値＋0.1 TEE
　　（1－0.1）TEE＝座位安静時代謝量×メッツの平均値
　　TEE＝座位安静時代謝量×メッツの平均値／0.9
となる．

---

①基礎代謝量（basal metabolic rate, BMR．kcal/日）

　早朝空腹時（食後12時間以上経過後）に，安静仰臥位にて快適な温度条件下（20～25℃）で測定された値で

あり，性や年齢，体格によって異なる．基礎代謝基準値（kcal/kg 体重 / 日）× 基準体重（kg）として算定される．基礎代謝基準値は各報告例の平均値（代表値）である．

② 座位安静時代謝量とメッツ値（3.5 mLO$_2$/kg 体重 / 分≒1 メッツ）

各種活動時のエネルギー消費量を，座位安静時代謝量で割ったものをメッツと定義している．つまりメッツはある活動が空腹時の座位安静時代謝量の何倍にあたるかを示したものである．

座位安静時代謝量は基礎代謝量の 10 ％増と考えられている（基礎代謝量 × 1.1）．

米国食事摂取基準（DRI 2005）の試算によるとメッツには，食事誘導性産熱（DIT）はほとんど含まれないと考えられる．

③ 食事誘導性産熱（diet-induced thermogenesis，DIT）

総エネルギー消費量（TEE）の 10％，メッツの座位安静時代謝量には DIT は含まない．

④ 身体活動レベル（physical activity level，PAL）

1 日の推定エネルギー必要量の算出は基礎代謝量に PAL をかけて求める．DIT を含む．

⑤ 身体活動レベル（PAL）とメッツの関連

上記式から，PAL と 24 時間のメッツ平均値の間には次の関係が成立する．

身体活動レベル（PAL）＝メッツ平均値 × 1.1／0.9

11.1　生活活動記録によるエネルギー消費量の算出

1 日の生活活動の記録をもとに活動内容と時間を整理し，1 日の総エネルギー消費量（TEE）を算出する．

> **設定**
> 20 歳の女子大学生 A さん（体重 48 kg）が図 11.1 の生活活動を行った．

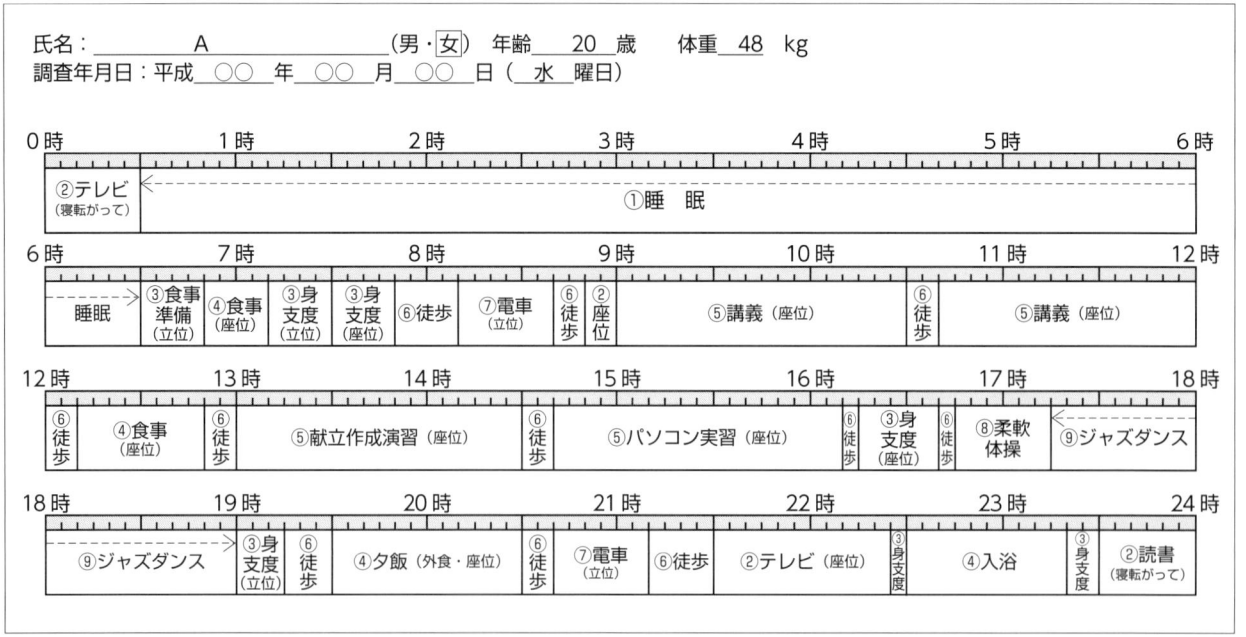

図 11.1　A さんの生活活動記録

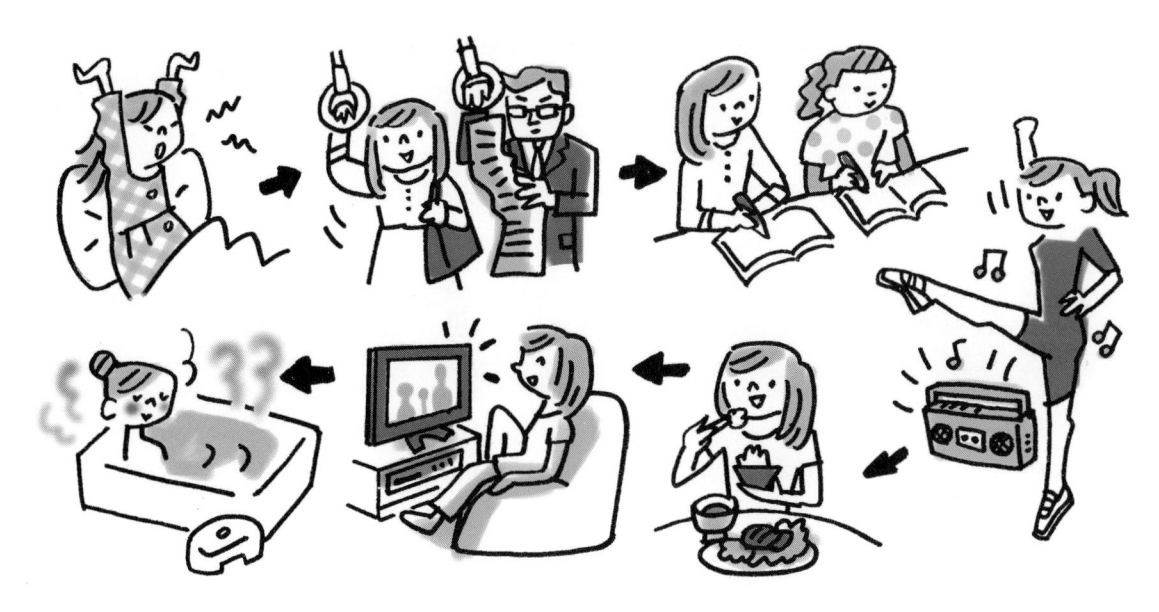

A. 生活活動記録の整理

①生活活動時間調査として，1日24時間の生活活動を図11.1のように5〜10分単位で1日分記録する．

表11.1　メッツ表

METs	身体活動	METs	身体活動
0.9	睡眠	4.0	庭掃除／屋根の雪下ろし，徒歩通学，速歩，子どもと遊ぶ（歩・走行／ややきつい），高齢者などの介護，立位作業，アクアビクス，インストラクター（指導のみ），太極拳車椅子を押しての移動，卓球，カーリング，バレーボール 同時に多種類の家事労働（きつい）
1.0	音楽鑑賞，映画鑑賞，TVをみる，座位会話，電話，書き物，読書 メディテーション（瞑想）		
1.2	乗り物に乗る（立位）		
1.5	入浴，食事，座位作業	4.5	フラダンス，ベリーダンス，フラメンコ，ゴルフ，バドミントン
		4.8	バレエダンス，ジャズダンス，タップダンス
1.8	授業を受ける	5.0	子どもと遊ぶ（歩・走行／きつい），野球エアロビックダンス（軽度），ソフトボール
2.0	料理（立位，座位），シャワー，着替え 洗顔，歯磨き，ひげ剃り，化粧 会話を伴った食事，ゆっくり歩行	5.5	芝刈り（電動芝刈り機にて） アイススケート：14.5 km/時以下，自転車エルゴメーター：100ワット（軽度）
2.3	アイロンがけ，一般的立位 洗濯ものの片付け	6.0	家財道具の移動，雪かき，ウエイトリフティング，自転車に乗る：16.1〜19.2 km/時以下 ジョギング&歩行（10分以下のジョギング）
2.5	皿洗い，ゴミ捨て，ペットの世話 料理・食材の準備（歩行あり） 植物の水やり 子どもと遊ぶ（座位，軽度），子どもの世話 ベビーカーを押す，ストレッチ，ヨガ	6.5	スポーツ教室のインストラクター，ジャズサイズ，エアロビックダンス
		7.0	テニス，サッカー，スキー，アイススケート，ジョギング（競歩），背泳，自転車エルゴメーター：150ワット（ややきつい）
3.0	洗車，窓ふき（きつい） 子どもの世話（立位） 階段の昇降（軽度） 散歩，ペットの散歩 家財道具の片付け（ややきつい） 外出の準備，ドアの施錠，窓の鍵絞め 自転車の修理，大工仕事（一般） 幼児を抱きかかえての移動	8.0	荷物の運搬（重い），岩・山登り，水中ジョギング，クロール，ランニング：8.0 km/時間，横泳ぎ，腕立て伏せ，懸垂，腹筋運動
		8.5	マウンテンバイク
		9.0	ランニング8.4 km/時
		10.0	柔道，空手，キックボクシング ランニング：9.7 km/時 スイミング（平泳ぎ）
3.5	掃除機での掃除 幼児を背負っての移動 モップがけ	11.0	スイミング（バタフライ，速いクロール） ランニング：10.8 km/時
		12.0	カヌー・ボートを競技で漕ぐ
3.8	浴室，風呂磨き	15.0	ランニング：14.5 km/時

表11.2 Aさんの各種身体活動と時間の積の合計 （活動量の合計）

身体活動	メッツ	時間（分）	メッツ×時間
①睡眠	0.9	360	324
②静かに座る	1.0	125	125
③食事準備・身支度	2.0	115	230
④安静座位（食事・入浴）	1.5	170	255
⑤講義（座位）	1.8	350	630
⑥徒歩	3.0	125	375
⑦電車（立位）	1.2	60	72
⑧柔軟体操	2.5	30	75
⑨ジャズダンス	4.8	105	504
合計		1,440	2,590

②メッツ表（表11.1）を参考に，Aさんの活動量は表11.2のように，身体活動ごとのメッツに活動時間をかけて求めることができる．

B. メッツ×時間の合計と基礎代謝量から1日のエネルギー消費量（TEE）を求める

基礎代謝量とは，生命を維持するための各種代謝に伴って産生されるエネルギー量である．表11.3は，男女の年齢別の基礎代謝基準値を示したものである．

①表11.2のメッツ平均値の計算

　　　メッツ平均値＝Σ（メッツ×時間）値／1日合計時間（分）＝ 2,590／1,440 ＝ 1.80

②表11.3より，Aさんの基礎代謝量は

　　　基礎代謝基準値 22.1（kcal/kg 体重/日）× 体重 48(kg) ≒ 1,061

③1日のエネルギー消費量（TEE）は下記のようになる．

　　　TEE ＝座位安静時代謝量×メッツ平均値／0.9

　　　　　＝基礎代謝量 × 1.1 ×メッツ平均値／0.9

　　　　　＝ 1,061 × 1.1 ×メッツ平均値／0.9

　　　　　＝ 22.1（kcal/kg 体重/分）× 48（kg）× 1.1 × 1.80／0.9（kcal/日）

　　　　　≒ 2,334（kcal/日）

表11.3 基礎代謝基準値（日本人の食事摂取基準2015年版より）

性別	男性	女性
年齢	基礎代謝基準値 （kcal/kg 体重/日）	基礎代謝基準値 （kcal/kg 体重/日）
1～2（歳）	61.0	59.7
3～5（歳）	54.8	52.2
6～7（歳）	44.3	41.9
8～9（歳）	40.8	38.3
10～11（歳）	37.4	34.8
12～14（歳）	31.0	29.6
15～17（歳）	27.0	25.3
18～29（歳）	24.0	22.1
30～49（歳）	22.3	21.7
50～69（歳）	21.5	20.7
70以上（歳）	21.5	20.7

ワークシート 11-1　生活活動調査票

生活活動調査票

氏名：＿＿＿＿＿＿＿＿（男・女）　年齢＿＿＿歳　体重＿＿＿kg
調査年月日：平成＿＿年＿＿月＿＿日（＿曜日）

ワークシート 11-2　総エネルギー消費量（TEE）算出表

総エネルギー消費量（TEE）算出表

身体活動	メッツ	時間（分）	メッツ×時間
合計			

メッツ平均値＝

総エネルギー消費量＝　　　　　　　　　　　　　　kcal/日

実習　総エネルギー消費量（TEE）の算出

①ワークシート 11-1 に記入した自分の行動記録（3日間分）から，ワークシート 11-2 を完成させる．

②総エネルギー消費量をメッツ平均値を用いて求める．

③クラスの総エネルギー消費量の平均値と各自の値を比較する．

12. 食事摂取基準の活用法

> ねらい
> ●摂取量を食事摂取基準（dietary reference intakes：DRIs）と比較して評価する方法を学ぶ．

　7〜11章の調査，算出方法で，エネルギーや栄養素の各個人の摂取量，エネルギー消費量を求めることができる．ここでは，その摂取量を，日本人の食事摂取基準との比較で評価する方法を学ぶ．

　食事摂取基準という用語は，2005年に従来の栄養所要量から変更になる際に用いられるようになったものである．これらの違いは，単に数値が変わっただけではなく，概念に大きな変化があった．所要量は脂肪以外，大部分の栄養についてはある1つの値で示されてきたが，摂取基準では大部分の栄養素の推奨量に幅をもたせている．

　この概念の違いが栄養素摂取量を評価する方法にも大きな違いを生じさせており，従来の方法と混同しないよう，ここでは公衆栄養における活用という視点で摂取基準と比較する方法を学ぶ．

12.1　事例：タンパク質の摂取基準

　タンパク質の摂取基準について考えてみる．必要量は，被験者での窒素出納試験から求められる．図12.1に示したように被験者の必要量は，ほぼ正規分布する．平均値（推定平均必要量．EAR：estimated average requirement）のタンパク質を与えたとすると，必要量が平均値よりも少ない人たち（すなわち左半分）の人にとっては，足りていることになるが，右半分の人には不足していることになる．複数の被験者の結果から，平均と標準偏差（SD）が得られる．統計学的に，平均値＋2SDは，97.5％の人たちを満たすことになる（グラフは低いところで長い尾を引くので100％を満たす量を求めようとすると，大きすぎる数字になる）．これが，大部分の人にとって安全な摂取量である推奨量（RDA：recommended dietary allowance）である．

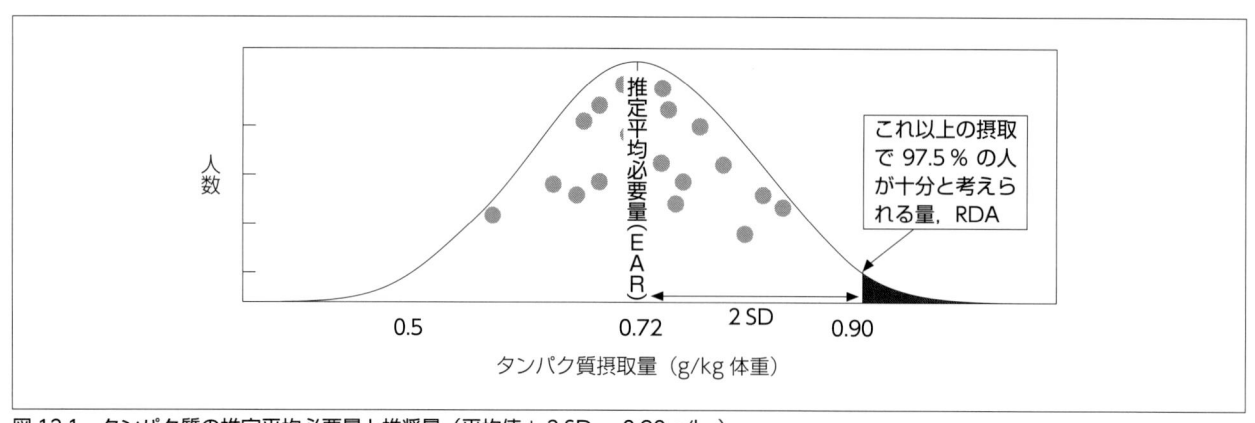

図 12.1　タンパク質の推定平均必要量と推奨量（平均値＋ 2 SD ＝ 0.90 g/kg）

　図 12.1 のタンパク質の例で，推定平均必要量は，0.72 g/kg 体重であり，推奨量は 0.90 g/kg 体重である．0.8 g/kg 体重摂取した人は，不足しているといえるだろうか．もし，その人の必要量が 0.7 g/kg 体重であれば不足はしてないが，0.9 g/kg 体重ならば不足の可能性も否定できないことになる．0.5 g/kg 体重を摂取した人ではどうであろう．絶対に不足であるとも断定できないが，50 % 以上の確率で不足していることになる．次に 1.0 g/kg 体重以上摂取した人では不足の問題はないが，タンパク質の場合おおよそ 2 g/kg 体重以内にするのが適当と考えられ，1.0 g～2.0/kg 体重では問題ないことになる．食事摂取基準の概念では，従来使われてきた栄養所要量を 100 として過不足でみる図 12.2 のような充足率は使えなくなる．なぜなら，足りている量に幅があるからである．

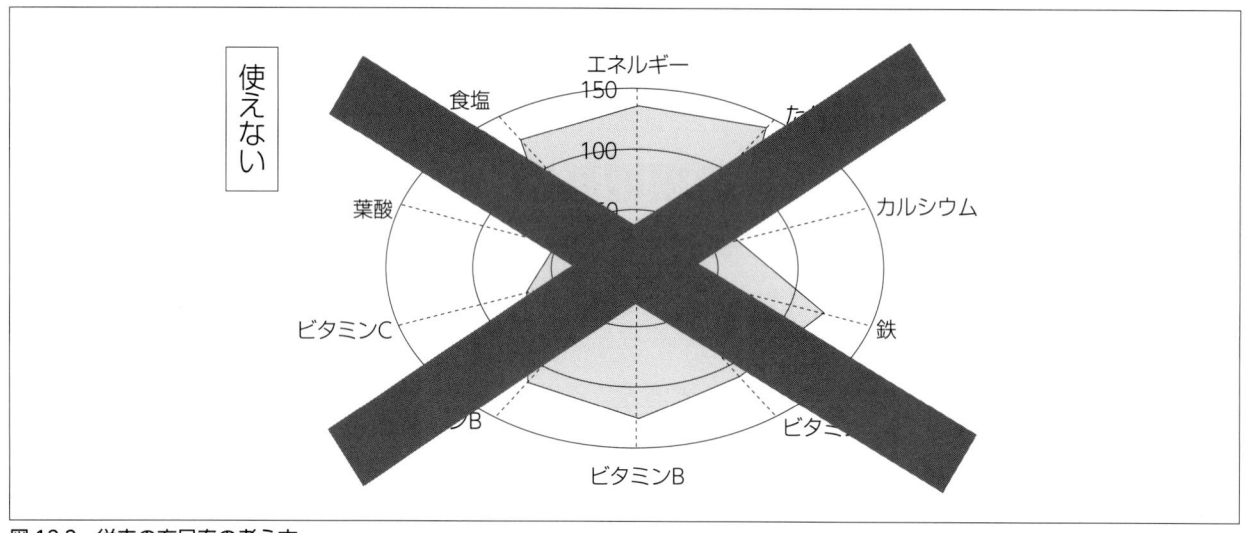

図 12.2　従来の充足率の考え方
食事摂取基準では「充足率」は使わない．人口の何割が不足しているという意味になる．

　そのために摂取量は，基準値の範囲にあれば適切と考える．図 12.3 に 10 歳の A，B および C 君のタンパク質摂取量を評価した．10 歳男子の基準体重は，35.5 kg であるので，許容上限量を 2 g/kg 体重とすると，約 70 g 以下の摂取にとどめるのが適当である．＊印は，各人の摂取量である．A 君は不足，B 君は適正な量，C 君は過剰摂取の可能性ありとなる．

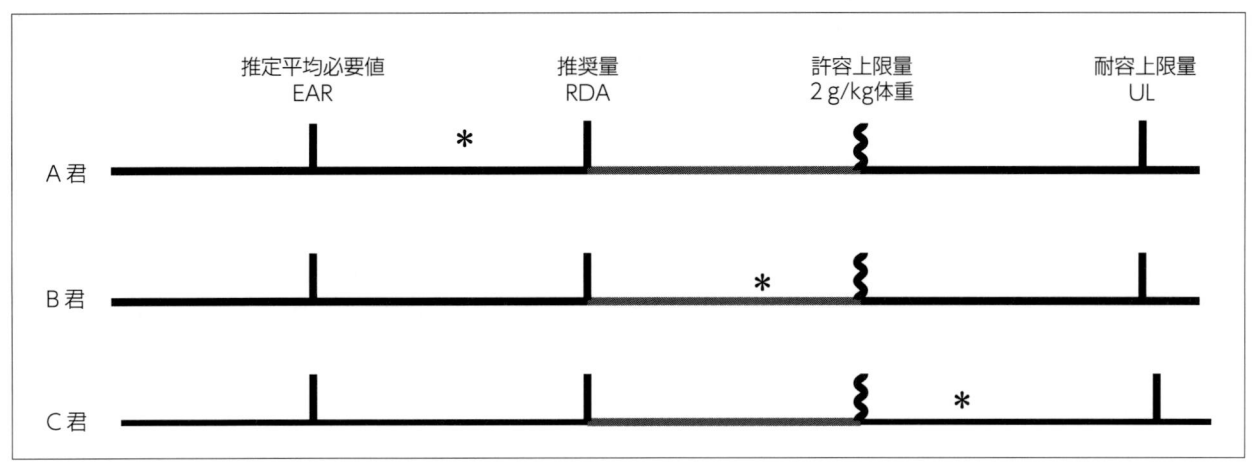

図12.3 食事摂取基準の考え方
UL : tolerable upper intake level

タンパク質と異なり，実験的に推奨量（RDA）を求めることができない栄養素がある．たとえば脂質，食物繊維などである．このような時は，過去の報告から不足や過剰の問題がないレベルとして目安量（AI：adequate intake，十分な摂取量）が定められている．AIの位置は，図12.3で考えると，RDA～許容上限量の間にあると考えられる．

他の栄養素についても同様に考えて，摂取量の評価を行う．

実習1　食事摂取基準を活用した評価

国民健康・栄養調査結果および国民栄養調査結果（1960年代，1970年代，1980年代，1990年代，2000年代で，各ある1年）を調べ，エネルギー，タンパク質，脂質の平均摂取量を日本人の食事摂取基準（2010年版）を用いて評価する．

ワークシート12-1　日本人の食事摂取基準（2010年版）を100としたときの，年代ごとの摂取量の評価

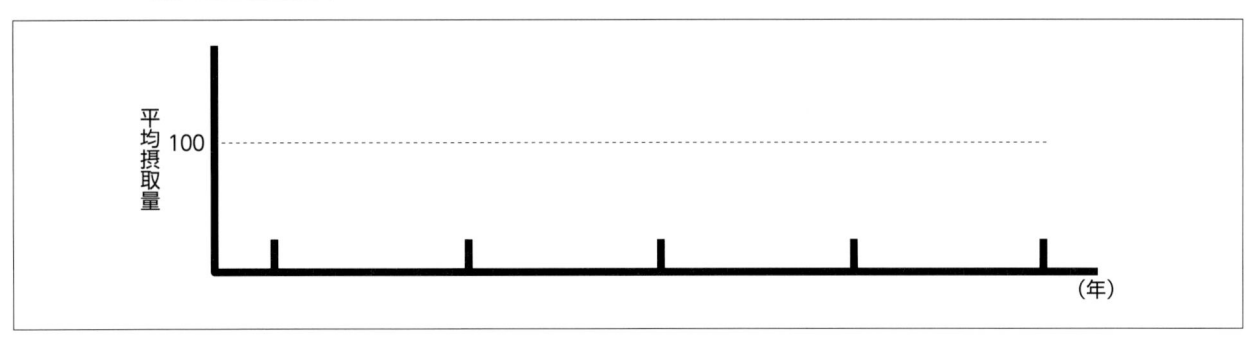

実習2　食事摂取基準を活用した評価

7～9章で得られた自分あるいは自分たちのグループのエネルギー，タンパク質，脂質の摂取量を日本人の食事摂取基準（2010年版）を用いて評価する．

【データ処理編】

　調査の結果を統計により客観的に評価することは，今やほとんど必須である．しかし，結果を鵜呑みにしてはならないことも事実である．

　まず，少数の結果をもって事実を判断することには注意が必要である．また，万人単位の大規模な β-カロテンの長期投与による発がん抑制効果をみた研究であっても，中国では効果あり，フィンランドでは逆効果あり，アメリカでは逆効果ありと影響なしという異なった結果が出る．さらにお茶にあるといわれた制がん作用が，実はなかったというような報告例も，時間の経過や研究報告が増えればでてくることもある．

　統計処理に頼りすぎる結果の弊害も懸念されている．ある自然の生物を対象とする学会では，統計処理によって誤った結論を出すことが多々あるために，統計処理の使用を禁止している．

　統計による結果を茶化した話がある．ある貧しい国で，テレビのある家では低栄養の子どもは少ないという統計結果が得られたので，低栄養改善のためにテレビを買いましょうということになったという．

　これらの例は，栄養学において客観的な統計による評価は必須であっても，最後の決定は，管理栄養士・栄養士や人が判断しなくてはならないことを示している．

　データ処理編では自分の研究に置き換えればそのままでほぼ完成できるよう例を中心に構成した．世の中には統計専用のソフトが多数あり，Excel よりもさらに使いやすく，高度の統計処理が可能であるが，費用がかかる．実習では Excel を使ってできる範囲を中心にまとめた．

13. データ入力，図表作成：平均値と標準偏差を知る

> **ねらい**
> ● 研究結果のデータは，よく 105 ± 7（平均値±標準偏差）というように表される．その意味するところを理解する．
> ● Excel を用いて，平均値と標準偏差を求めることができるようになる．
> ● Excel を用いて，数値からグラフを作成できるようになる．
> ● 2 群の平均値と標準偏差から，両群に差があるかどうかの統計処理方法を Excel で学ぶ．

あるクラスにおいて 6 月の数学のテスト結果が平均 64 点と芳しくなかったので，特訓を行った結果，10 月には平均 70 点になったと設定しよう．特訓の効果があったといえるかを考えたい．

> **設定**
> あるクラスの数学のテスト
>   6 月テスト平均 64 点
>   10 月テスト平均 70 点
> 10 月の成績は 6 月の成績よりもよくなったといえるだろうか（差があるかどうか）．

特訓の効果によって成績が上がったのだろうか，それとも偶然平均点が上がっただけだろうか．それを調べる方法を有意差検定という．これには，平均値と標準偏差（standard deviation, SD）という数字が必要である．

13.1 平均値と標準偏差をグラフで示す

A. データから平均値と標準偏差を計算させる

あるクラス 20 人の各個人の結果は，表 13.1 のとおりであったとする．まずは平均値と標準偏差を計算しよう．
① Excel の任意の画面上に表 13.1 のように 6 月と 10 月の各個人の成績を入力する．

表 13.1　6 月と 10 月のテストの結果

6月テスト	10月テスト
100	80
100	80
100	80
100	80
90	80
90	80
90	70
80	70
80	70
70	70
60	70
60	70
60	70
50	65
40	65
30	65
30	60
20	60
10	60
10	60

同じ行のテストの結果は，同一人物のものであるとし，
ここでは，6 月における点数の高いほうから順に並べた．

②表 13.1 のデータから Excel で棒グラフをつくる．
　データを選択し，ツールバーの「挿入」→「グラフ」→「縦棒」を選択する．

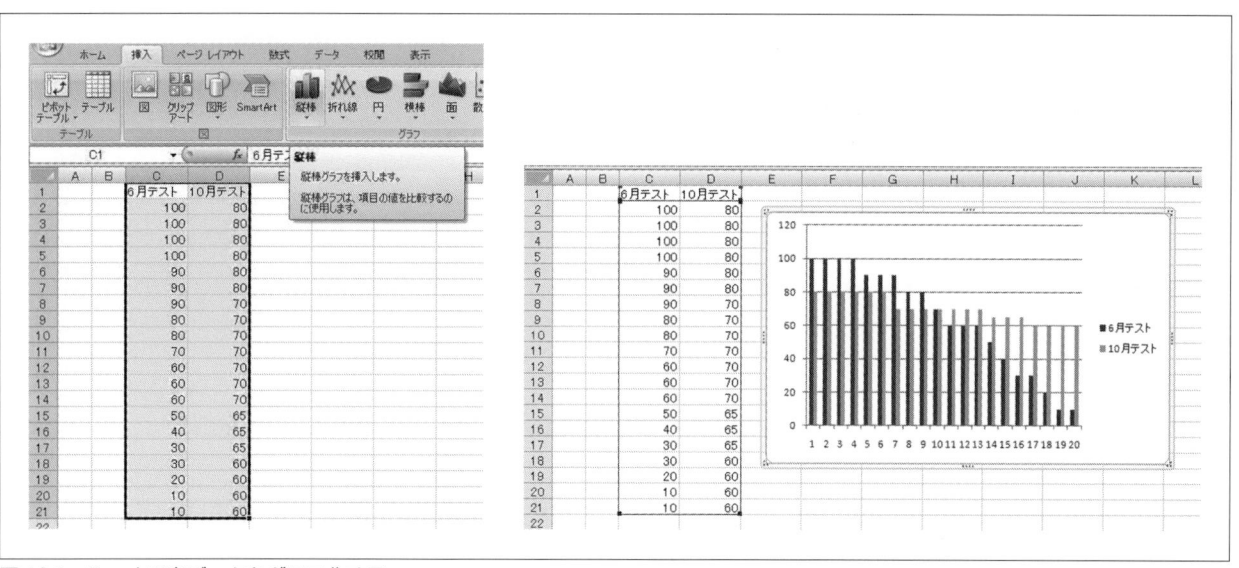

図 13.1　Excel で表データをグラフ化する
ツールバー上で「挿入」をクリックすると各種グラフが示されるので，データを選択し，好きなものを選ぶと（ここでは棒グラフ），自動で右のようなグラフが表示される．

③図 13.1 のグラフを見る．
　6 月と 10 月の点数を見ると，6 月は点数の「ばらつき（散らばり）」が大きいが，10 月は「ばらつき」が小さくなっており，10 月が全体的によくなったといえそうな「感じ」がする．この曖昧な「感じ」を，

13.1　平均値と標準偏差をグラフで示す

客観的に結論するために統計的な処理を行う．

④平均値を表示させる（図 13.2）．

ツールバー上で，［数式］→「fx 関数」の順にクリックする．平均値を示したいところ（この例では C22）にカーソル（マウスで動く矢印のこと）を置きクリック（平均値を示す場所の指定），続いて「関数名 AVERAGE」をクリックすると「関数の引数」の画面が出てくる．ここで，数値 1 の右枠を選び 6 月テストの点数を上から下までなぞって（範囲指定して）いく．

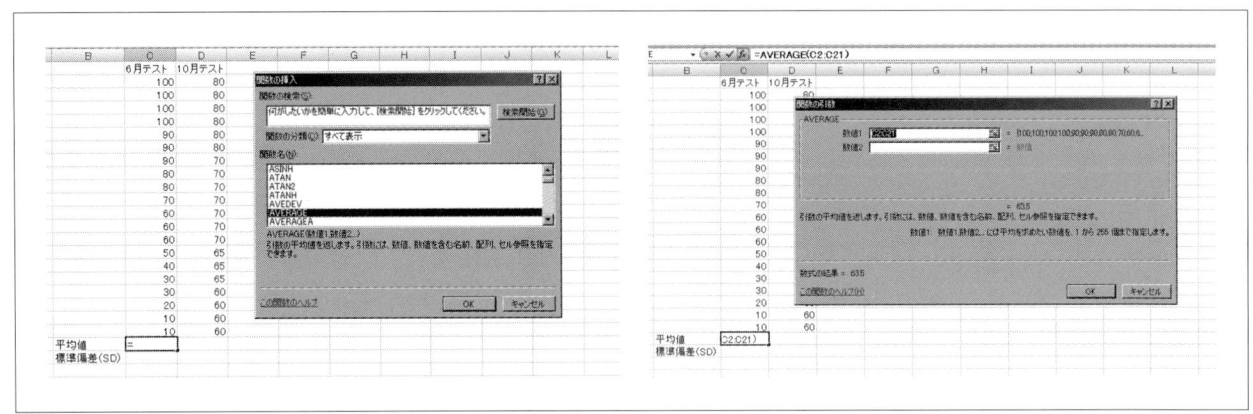

図 13.2 平均値を計算させる（関数の挿入から AVERAGE を選択する）

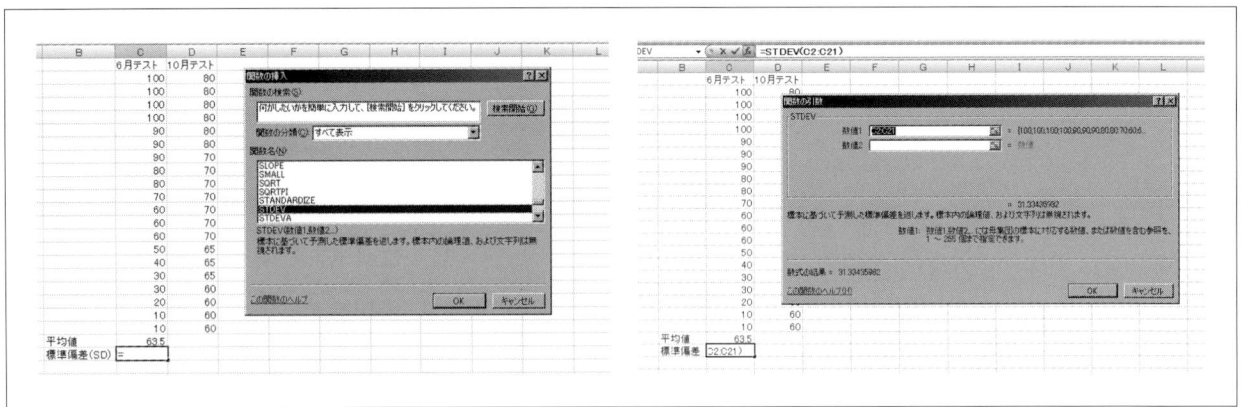

図 13.3 標準偏差を計算させる（関数の挿入から STDEV を選択する）

⑤標準偏差を表示させる．

平均値と同じ方法で，図 13.3 のように標準偏差を表示させるセル C23 を選び，次に関数から「STDEV」をクリックする．

B. 平均値と標準偏差をグラフで表す

平均値と標準偏差を表示させることができたら，それらをグラフ化することを考える．

①平均値の棒グラフをつくる．

ツールバー上で，「デザイン」，先ほど計算した 2 つの平均値（C22，D22）を範囲指定し，ツールバー上の棒グラフをクリックする（図 13.4 左）．

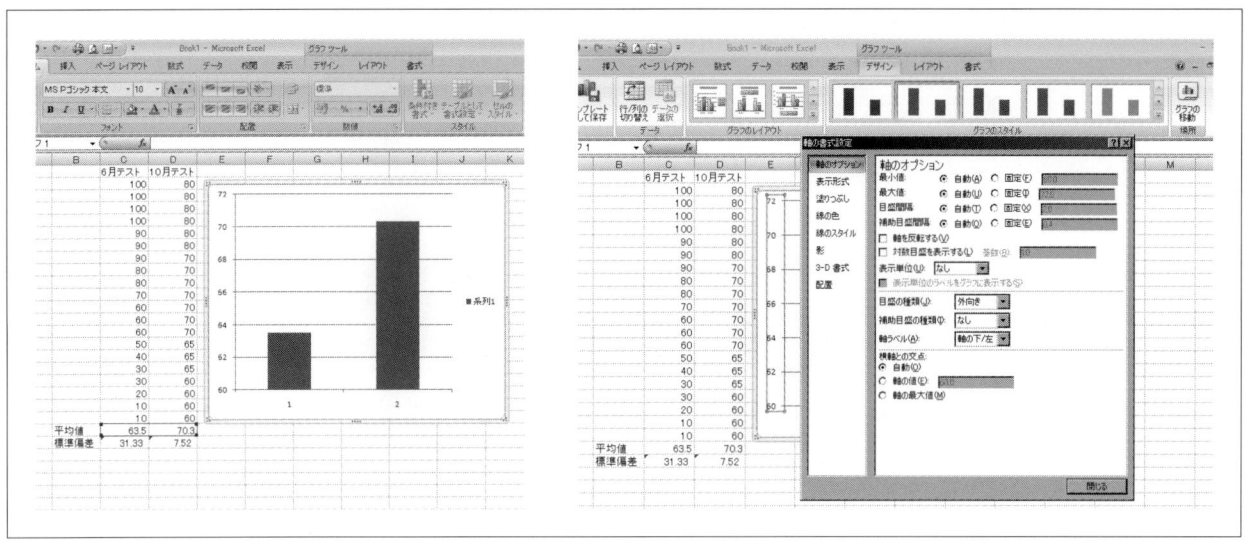

図 13.4　平均値の棒グラフの作成と調整

②平均値の棒グラフの調整をする.
　平均値のグラフの軸上にカーソルを置き，右クリックし，「軸の書式設定」を選択すると，図 13.4 の右のような画面がでるので，目盛，色などを自由に決定する.

③平均値の棒グラフに標準偏差を表示させる.
　グラフをクリックするとツールバーに図 13.5 の左のように「グラフツール」がでるので，「レイアウト」→「誤差範囲」→「その他の誤差範囲オプション」を選択する.
　図 13.5 右のように，「誤差範囲の書式設定」→「誤差範囲」→「ユーザー設定」で「値の指定」をクリックし，「正の誤差の値」に C23 と D23 のセルを選択し，同様に「負の誤差の値」に C23 と D23 のセルを選択し「OK」すると，自動的に縦軸も 0 から 100 までになり，図中に誤差範囲が表示される（図 13.6）.

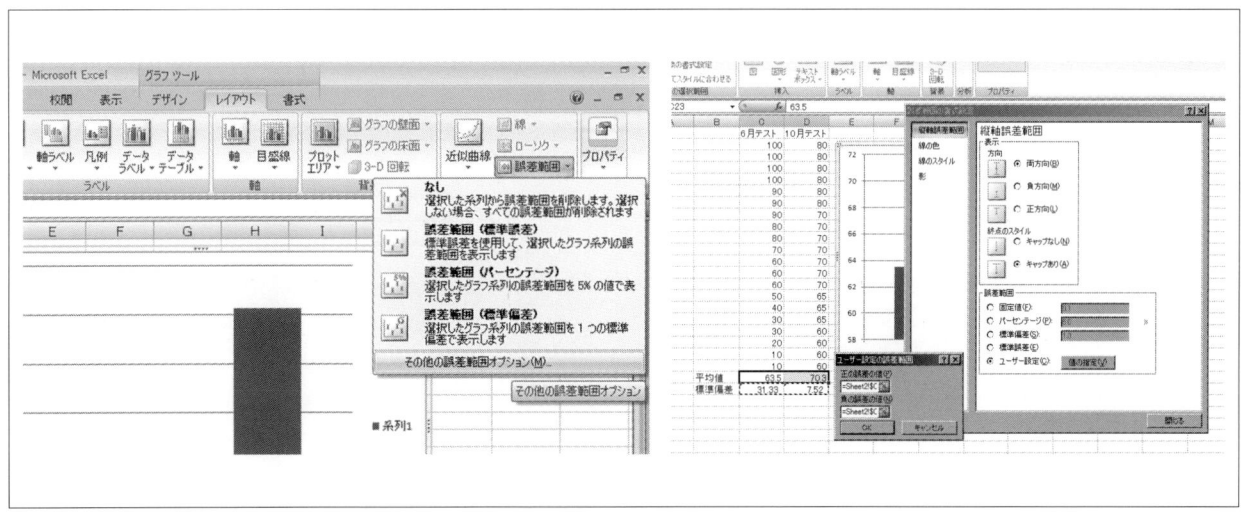

図 13.5　平均値の棒グラフに標準偏差を表示させる

13.1　平均値と標準偏差をグラフで示す

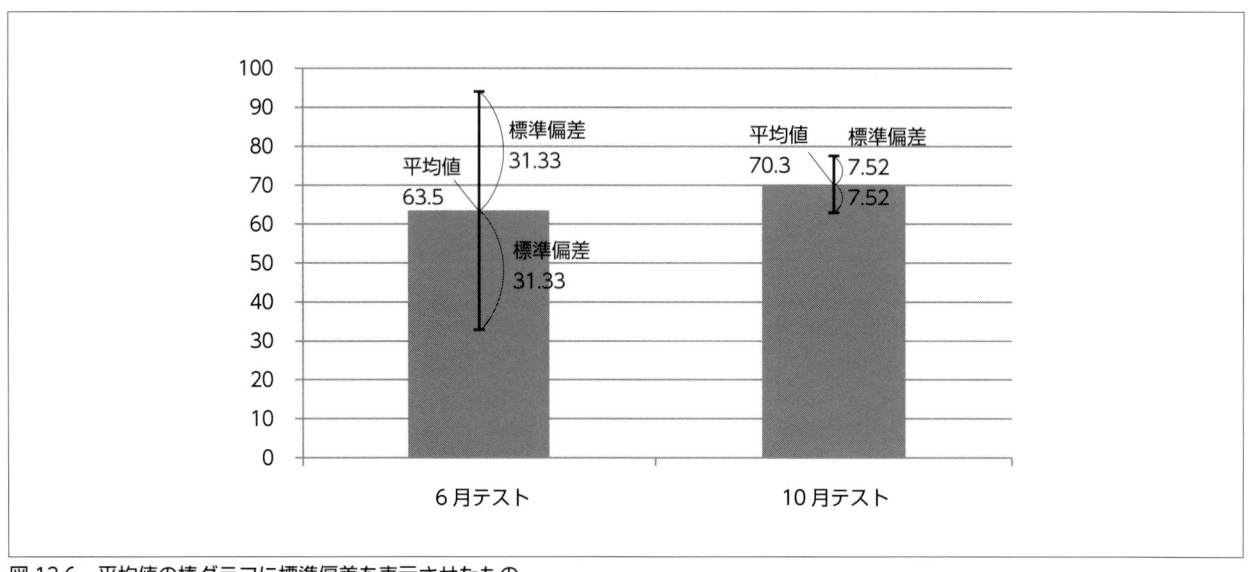

図 13.6　平均値の棒グラフに標準偏差を表示させたもの
グラフが何を表現しているかを記入している．

13.2　平均値と標準偏差から差の有無を検討する

「差があるかないかを判定する」ことを「有意差検定」といい，平均値と標準偏差から判断する．ここでの目的である「6月の成績より10月の成績のほうがよくなったか」は，「6月と10月の点数に差があるかないか」として考える．この有意差検定は以下のように行う．
①関数を選択する．
　図13.7のように，6月と10月のテストの平均値と標準偏差が表示されているシート上で，検定の値を表示させたいセルを選択し（ここではC25），ツールバーの「数式」あるいは数式バーの「fx」をクリックし，「関数の挿入」を開く．「関数の分類」で「すべて表示」（あるいは「最近使用した関数」）で「関数名」から「TTEST」（スチューデントのt検定）」をクリックする（t検定は18章参照）．
②t検定の計算をする．

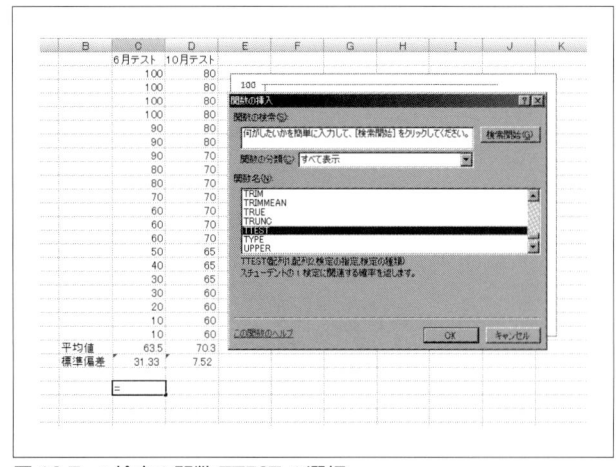

図 13.7　t検定の関数 TTEST の選択

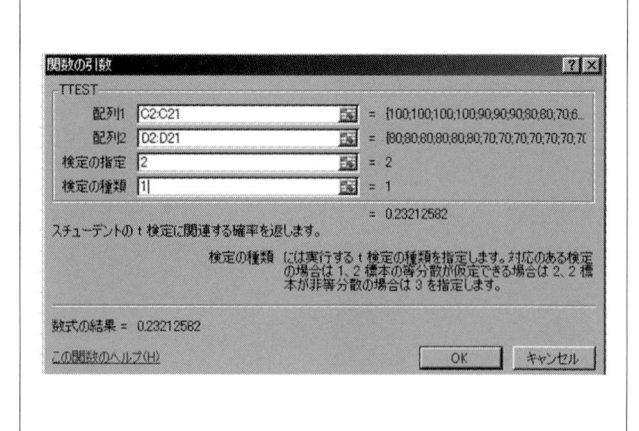

図 13.8　t検定（TTEST）の「関数の引数」の指定

図 13.8 のような「関数の引数」画面で，その中の「配列 1」の枠をクリックし，6 月のテスト結果の数値（セル C2 から C21）を範囲指定する．次に 10 月のテスト結果（セル D2 から D21）を範囲指定する．「検定の指定」には 2（両側検定[*1]），「検定の種類」には 1（対応のある検定[*2]）を入力する．

[*1] 両側検定とは，10 月の点数が高くなる（片側）ことだけを判定するのではなく，低くなる可能性も判定するために用いる．両側検定の方が厳しい判定をするので，迷うときは両側検定をしておくと安心である．

[*2] 同一人物の数値の比較なので，対応のある検定を選ぶ．対応のない検定は 18.2 節参照．

③検定の結果

6 月と 10 月の間の p 値は，0.232126 と計算された．これは，「差がない」といえる確率の 0.05 よりも大きいので（p.89 コラム参照），両月の結果には統計的な有意差はない（6 月より 10 月が成績がよくなったとはいえない）という結果である．

研究の結果を表記するときは，$p = 0.23$ あるいは $p > 0.05$ とする．

実習 1　平均値と標準偏差

表 13.2 にある大学の 3 年生 25 名の夏と冬のタンパク質摂取量の比較データを示した．
① Excel に入力する．
②夏と冬の摂取量の平均値と標準偏差を計算する．
③夏と冬の摂取量の平均値と標準偏差をグラフにする．
④夏と冬の摂取量の有意差を検定する．

表 13.2　ある大学の 3 年生 25 名の夏と冬のタンパク質摂取量の比較

個人番号	夏	冬
101	52	55
102	60	59
103	56	64
104	59	57
105	62	59
106	50	50
107	62	58
108	57	55
109	65	67
110	52	55
111	60	59
112	56	64
113	59	57
114	62	59
115	50	50
116	62	58
117	57	55
118	65	67
119	52	55
120	60	59
121	56	64
122	59	57
123	62	59
124	50	50
125	62	58

実習2　平均値と標準偏差

A社の定期健康診断において，40歳以上の男性で空腹時血糖値126 mg/dL以上，再検査により糖尿病と診断された50名を選び，無作為抽出により25名ずつをA，Bの2群に割り付けた．研究デザインは14日間のクロスオーバー法で行い，中間にウォッシュアウト（洗い出し期間）として14日間をおいた．1群には，初めの14日間は白米，あとの14日間は発芽玄米を与えた．もう1つの群には，発芽玄米，白米の順に与えた．その結果，空腹時血糖値は表13.3のようになった．

	14日間	→ 14日間 →	14日間
A群（25名）	白米	ウォッシュアウト	発芽玄米
B群（25名）	発芽玄米		白米

①発芽玄米開始時および終了時，白米開始時および終了時の平均値と標準偏差を計算する．
②平均値，標準偏差をグラフ化する．
③白米，発芽玄米摂取の前後の平均値に差があるかどうか検定する．どのような検定をするかを考える．

表13.3　糖尿病患者に白米と発芽玄米を与えたときの空腹時血糖値（mg/dL）

被験者No.	発芽玄米開始時	発芽玄米終了時	白米開始時	白米終了時
1	172	170	173	170
2	146	114	139	137
3	161	160	163	158
4	160	142	142	153
5	128	130	129	131
6	142	148	145	136
7	181	180	172	163
8	135	134	134	138
9	144	141	130	132
10	138	133	139	125
11	144	145	147	142
12	175	131	132	160
13	145	150	147	139
14	146	149	150	139
15	175	177	177	173
16	195	175	185	180
17	182	119	117	115
18	180	173	182	176
19	179	179	180	169
20	142	128	121	130
21	179	137	164	150
22	176	148	160	159
23	131	131	130	129
24	137	137	135	136
25	207	200	202	198
26	151	143	149	148
27	199	196	198	192
28	156	158	156	151
29	177	175	178	175
30	128	130	129	131
31	131	108	122	112
32	180	181	183	177
33	194	145	187	190
34	154	126	140	138
35	165	163	162	159
36	164	166	163	164
37	146	113	110	132
38	136	148	140	142
39	126	103	100	116
40	137	96	100	128
41	193	193	189	185
42	133	130	135	131
43	129	126	130	127
44	147	125	139	141
45	160	93	100	145
46	126	119	124	128
47	140	144	143	137
48	147	125	145	150
49	164	162	163	158
50	152	131	142	149

ばらつきを表すもの

多数のデータを扱うと，データにはばらつきがでる．ばらつきを表す方法にはいくつかある．
たとえば，最大値と最小値の差や，標準偏差，分散などである．標準偏差と分散はよくでてくるので，どんなものなのか知ったうえで扱えるようになろう．標準偏差は，以下の計算で求められる．

$$\text{標準偏差（SD）} = \sqrt{\frac{\Sigma(\text{個々のデータ} - \text{平均値})^2}{\text{データの個数 } n - 1}}$$

一見難しそうなこの式は次のようにしてできている（図 13.9）．
- 個々の値から平均値を引いたもの（偏差）：平均値からどの程度離れているかをみることができる．偏差は，平均値からプラス方向とマイナス方向の両方にばらつきを示すので，合計するとゼロになり，統計操作上扱いにくいことがある．$(x - \bar{x})$
- 偏差を 2 乗したもの（偏差平方）：プラスのみになる．$(x - \bar{x})^2$
- 偏差平方を合計したもの（偏差平方和）：桁の大きなデータを扱うとかなり大きな値になる．$\Sigma(x - \bar{x})^2$
- 偏差平方和をデータ数 − 1 で割ったもの（分散）：元のデータの単位は 2 乗されたままである．
$$\frac{\Sigma(x - \bar{x})^2}{n - 1}$$
- 分散の平方根（標準偏差）：元のデータの単位と同じになっているので，各値や平均値などとあわせて感覚的に理解しやすい．図 13.6 のように，ひとつの図の中で表現できるのも，このように標準偏差が単位が揃った指標であるからである．
$$\sqrt{\frac{\Sigma(x - \bar{x})^2}{n - 1}}$$

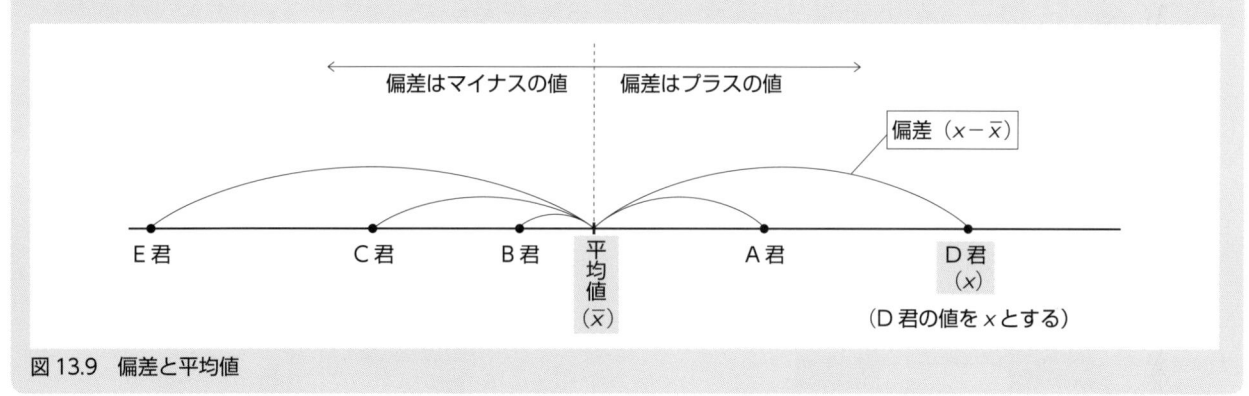

図 13.9 偏差と平均値

なぜ p < 0.05 で有意差があるといえるのか

p とは，英語の probability（確率）のことで，この場合，差がないといえる確率は 0.05（5 %）以下，逆にいえば 95 %以上の信頼で差があるといえることを意味する（図 13.10）．図表では，通常，$p < 0.05$ は＊，$p < 0.01$ は＊＊，$p < 0.001$ は＊＊＊で表される．

$p < 0.05$ でなぜ有意差があるといえるのか，$p = 0.051$ ではいけないのかという疑問にぶつかるであろう．しかし，これは絶対的な評価ではない．大学の入学試験で，80 点の 20 名が合格で，79 点の 25 名が不合格であったときに，本当に実力差があるといえるだろうか．まずいえないが，どこかで線引きをしなくてはいけない．この $p < 0.05$ も同じことである．それゆえ，$p = 0.06$ というように書いて，統計差は出なかったが，傾向はあったとか，有意差は保留されたというような説明は可能である．

また，逆に，$p < 0.05$ でさえあれば手放しにそれを信じるのも問題である．アフリカでテレビのある家とない家では，テレビのない家が有意に低栄養者の割合が高い．だから，テレビを買おう，とかテレビが原因だというような結論をする者はいないだろう．これくらいはっきりした例だと，両因子を結びつけること自体の意味が薄いとわかるであろう．しかし，似たような間違いは，もっと身近に日常的に起こる．

たとえば，第二次世界大戦後のアレルギーの罹患率の急激な高まりは，日本人の脂肪摂取量が増えたことと相関があるので，脂肪を控えようというのは，案外気楽にいってしまう．しかし，日本人の食生活の変化は脂肪だけではなく，多くのものがある．脂肪摂取量で相関がでるなら，近年の日本人の食生活で変化したほとんどのもので有意な関係がでよう．

たとえば，タンパク質が増えたこと，米や食物繊維の摂取量が減ったことなど．しかし，統計結果だけに頼らず最終的には判定する人の能力や知識にかかわってくる．

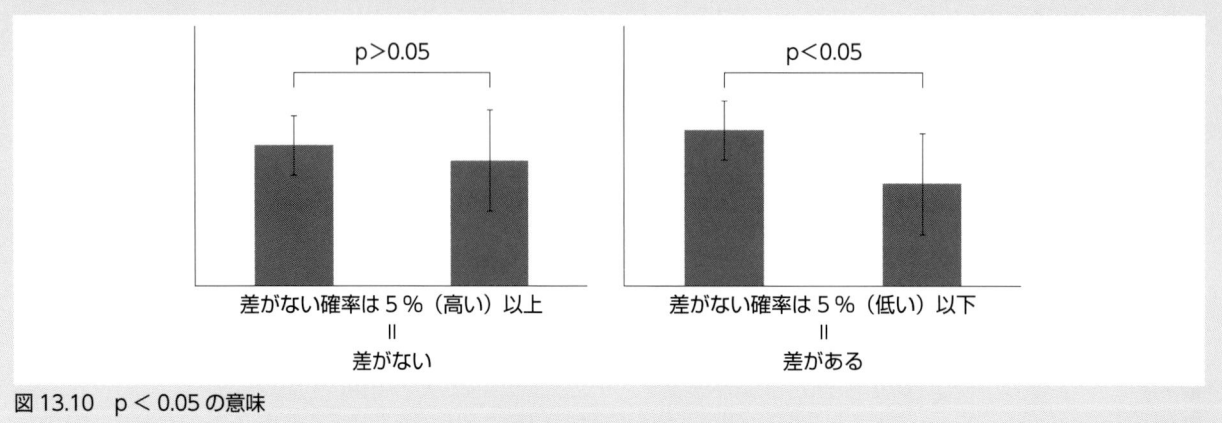

図 13.10　p < 0.05 の意味

平均値と標準偏差（SD）の意味

図 13.11 の棒グラフは，平均値の棒グラフに標準偏差の範囲が引かれている．平均値だけではデータがどのように分布しているかがわからないので，平均値のほか，標準偏差（SD）を示している．

棒グラフを，分布図として描くと図 13.12 のようになる．曲線で囲まれた部分の面積が 100 % = 1 である．平均値 ± 1 SD は，全面積の 68.27 %，平均値 ± 2 SD は，全面積の 95.45 % を占めることになる．SD が小さいと分布図は細くシャープになり，SD が大きいと分布図は幅広くなる．食事摂取基準値のように〇〇以上というときは，$\bar{x} + 2\,SD$ 以上ということになる．

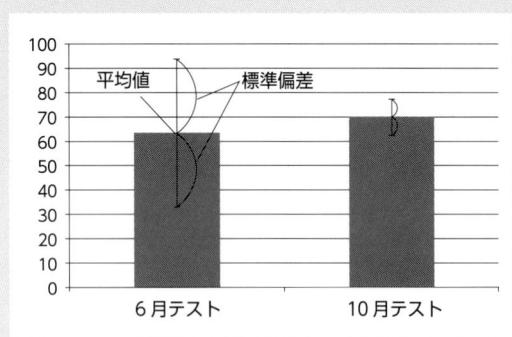

図 13.11　平均値と標準偏差（図 13.6 の再掲） 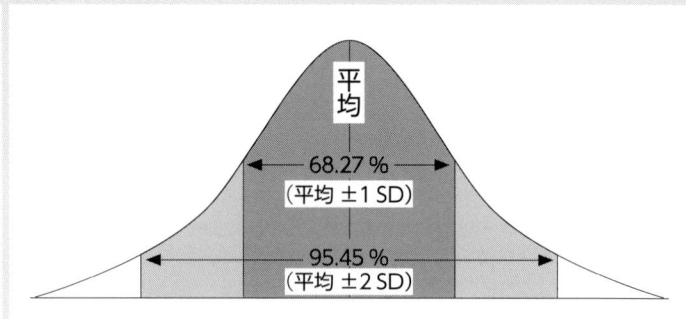　　図 13.12　平均値と標準偏差

標準偏差と標準誤差の違い

標準偏差（SD）は，データが平均値からどれくらいばらついているのかを示す．一方，標準誤差（SE：standard error of mean）は，同じものを何度か測定すると，それぞれの回に平均値がでる．その平均値のばらつきを意味する．たとえば，ある飲料の砂糖の平均含有量（g/dL）を 5 回測定すると，それぞれの回で少しずつ平均値が異なる．その 5 回の平均値のばらつきのことを標準誤差という．標準誤差が小さいことは何度繰り返しても，よく似た結果が得られることを意味する．

14. 質問票の整理

> ねらい
> ●質問票（アンケート）などの調査の結果を，統計処理を考慮して分類する方法を身につける．
> ●分類した調査結果を，データベースとしてまとめることができるようになる．

　調査を行っただけでは，調査の内容が何を意味し，対象がどのような実態であり，どのような問題をかかえているのかを把握することはできない．調査の内容がどのような状態を意味しているのか見きわめることが必要である．そのためには，何らかの方法で分析しなければならない．分析のためには，集計をし，数値化することが必要である．

　調査は研究のためにするだけとは限らない．事業・実践の評価のための調査もある．その場合，最初から「はい」「いいえ」の2択で質問して調査すると，その介入効果が大きくない場合，「効果なし」となりやすい．その際に，「はい」の程度を順序尺度として集計しなおし，評価することで，介入効果の少ない場合も，その変化を捉えやすい．

　調査・研究のデータを整理する際，Excelを使ってデータベースを作成すると，作業や統計ソフトでの処理も楽になる．データを入力する以外に，統計処理を工夫して入力することで，応用のきくデータベースをつくることができる．データベースの集計にあたってのおもな留意点をあげる．

14.1　質問票による調査の結果を整理する

　10章の質問票による調査を行った結果例をもとにデータの整理をする．図14.1に質問票を再掲した．

> 1) 性別：(1) 男　　(2) 女
> 2) 年齢　（　　　）才
> 3) 兄弟姉妹の状況　　①兄（　　）人　②姉（　　）人　③弟（　　）人　④妹（　　）人
> 4) 保護者はフルタイムの共働きですか？　　　　　　(1) はい　　　　　　　(2) いいえ
> 5) 下校後、平日の昼間は誰と一緒にいますか？あてはまるもの全てに○をつけてください。
>   ①父　②母　③祖父　④祖母　⑤学童保育　⑥その他（　　　　　　）
>
> 6) 4月の身長　　（　　・　　）cm
>   4月の体重　　（　　・　　）kg
> 7) 4月の歯科検診で虫歯はありましたか？　　　(1) はい　（　　　）本　　　(2) いいえ
> 8) 下校後、平日の家庭での本調査対象のお子さんの生活について、次の①～⑤の設問ごとに
>   最もあてはまる番号に一つ○をつけてください。
>   ①夕食後に飲食をしますか？
>   (1)　ほとんど毎日　　(2)　週に3～4回　　(3)　週に1～2回　　(4)　ほとんどない
>   ②おやつの回数は1日何回ですか？
>   (1)　ほとんど食べない　(2)　1回　　(3)　2回　　(4)　3回以上食べる
>   ③おやつを自分で買いに行きますか？　(1)　はい　　　(2)　いいえ
>   ④汗をかくような運動や外遊びをしていますか？
>   (1)　ほとんど毎日　　(2)　週に3～4回　　(3)　週に1～2回　　(4)　ほとんどない
>   ⑤平日の夕食や休日の食事をインスタントラーメンやパンなどで簡単にすませることがありますか？
>   (1)　は い　　(2)　いいえ
>   →「はい」と答えた方のみお答え下さい　　月（　　）回くらい
> 9) 次のような自覚症状がありますか？（あればいくつでも番号に○をしてください）
>   ①　だるさや疲れやすさ　　②　目のつかれ　　③　朝起きられずねむい　　④　たちくらみやめまい
>   ⑤　イライラする

図14.1　図10.2の質問票の再掲

A. 被験者番号（対象者番号）と変数

　被験者番号（対象者番号）とは調査研究の対象の1つ1つの標本（個人）のことをいい，変数とはそれぞれの標本の調査項目の1つ1つのことをいう．Excelのシートでは，一般的に，各列（A，B，…）には変数名（身長，体重など）を，各行（1，2，…）には各標本のデータを入力する．また，回答に不明および未記入項目があれば，そのセルは空欄にする．

B. 選択肢とExcelへの入力のポイント

a. 質問票と変数名

　図14.1の結果を分類して入力したものが表14.1である．

表 14.1 アンケート結果を分類し入力した例

被験者番号	1性別	2年齢	4共働き	6-1身長	6-2体重	7虫歯	8①「夕食後に飲食をする」	8②「おやつを1日2回以上食べる」	8③「おやつを自分で買いに行く」	8④「体をよくうごかす」	8⑤「簡単に食事をすませる」	9①「だるさや疲れやすさ」	9②「目のつかれ」	9③「朝起きられずねむい」	9④「たちくらみやめまい」	9⑤「イライラする」	9⑥自覚症状合計	9⑥自覚症状合計C
1	1	7	2	123.1	23.0	2	1	1	1	1	1	1		1			2	2
3	1	7	2	125.5	25.9	1	1	1	1	1	1	1		1			2	2
5	1	7	2	127.9	28.0	2	1	1	1	1	1	1		1			2	2
11	1	7	2	122.2	22.7	2	1	1	1	1	2	1		1			2	2
20	2	7	2	120.7	25.7	1	1	1	1	1	2	1	1	1	1	1	5	1
22	2	7	2	132.9	35.6	1	1	1	1	1	1	1		1			2	2
26	2	7	2	120.9	24.2	1	1	1	1	1	1	1	1	1	1	1	5	1
28	2	7	1	117.1	19.3	2	1	1	1	1	1	1		1			2	2
29	2	7	1	115.1	20.3	1	1	1	1	1	1	1		1			2	2
30	2	7	2	132.9	35.6	1	1	1	1	2	1	1		1	1	1	5	1
32	2	7	1	120.1	23.1	1	1	1	1	1	1	1	1				3	1
33	2	7	1	117.8	30.0	1	2	1	2	2	1			1			2	2
34	1	7	1	119.0	21.8	2	1	1	1	1	2	1	1	1	1	1	5	1
35	1	7	1	130.3	28.0	1	1	1	1	1	1			1	1	1	4	1
42	1	7	2	118.3	22.6	1	1	1	1	1	2	1	1	1	1	1	5	1
46	1	7	1	125.2	24.2	2	1	1	1	1	1	1		1			2	2
47	1	7	1	129.3	30.9	1	1	1	1	1	1	1		1			2	2
48	1	7	1	120.9	23.5	1	1	1	1	1	2	1	1	1	1	1	5	1
49	1	7	1	119.8	23.8	2	1	1	1	1	1	1		1			2	2
50	1	7	1	118.6	22.9	1	1	1	1	1	1	1		1			2	2
51	2	7	2	114.6	20.4	1	1	1	1	1	1	1	1	1	1	1	5	1
59	2	7	1	116.1	22.0	1	1	1	1	1	1	1		1			2	2
60	2	7	2	117.8	30.0	1	1	1	1	2	1	1		1		1	3	1
62	2	7	1	128.7	24.1	2	1	1	1	1	2	1			1	1	4	1
63	2	7	1	118.5	21.2	2	1	1	1	1	1	1	1	1	1	1	5	1
64	2	7	1	125.8	29.8	1	1	1	1	1	1	1	1	1	1	1	5	1
14	1	8	2	129.1	43.7	1	1	1	1	2	1			1		1	4	1
36	1	8	2	130.3	36.9	1	1	1	1	1	2	1	1	1	1	1	5	1
65	1	8	1	130.1	26.5	1	2	1	2	2	2				1		1	2
66	1	8	1	131.1	46.2	1	1	1	1	2	1	1			1	1	4	1
67	1	8	2	125.4	23.9	1	1	1	1	1	1	1	1	1	1	1	5	1
71	1	8	1	134.3	29.4	2	1	1	1	1	1	1			1	1	3	1
72	1	8	1	130.7	29.9	1	1	1	1	1	1	1	1	1	1	1	5	1
73	1	8	2	129.1	43.7	1	1	1	1	2	1	1	1	1	1	1	5	1
74	1	8	2	121.7	22.5	2	1	1	1	1	1	1	1	1	1	1	5	1
77	1	8	2	128.8	29.8	1	1	1	1	1	2	1	1	1	1	1	5	1
81	1	8	1	136.5	29.9	1	1	1	1	1	2	1	1	1	1	1	5	1

「1行目」に変数名を入力する．変数名は質問票の質問順に，質問内容を簡略化して入力する．また，変数名には質問番号に対応した数字をつける．

質的データ（質問票では質問1, 4, 8①, 8②, 8③, 8④, 8⑤前半）では選択肢の番号を入力し，量的データ（質問票では質問6）では数値そのものを入力する．

質問票では質問9）で自覚症状を5項目（選択肢）設定し，該当するものを複数回答で聞いている．質的データでも複数回答の場合は，選択肢の数だけ入力セルを設け，回答のあったところに「1」を入力する．したがって，5つの各自覚症状を「9①」から「9⑤」までの5列に入力する．

b. 被験者番号

被験者番号は，調査後に全員につけ，記入不備や未提出の質問票を除いた有効質問票につけ直すこともある．被験者番号は，回答と必ず同一にする．被験者番号は記名式の場合，個人が特定されることがないように，厳重な保管が必要となる．

c. データのコード化

質問票では選択肢に番号をつけるが，その番号をそのまま入力すれば，便利で入力間違いも少なくなる．また，性別で男・女の選択肢そのものに○をつけさせる場合には，男を「1」，女を「2」というように整理の段階でコード化すればよいが対応を間違わないようにし，質問票とコード票を手元において対比しながら

慎重に確認することが肝要である．

順序尺度（質問票の質問8①，8②，8④）の場合，4段階評定なので，選択肢の（1），（2），（3），（4）の番号をそのまま入力することもあるが，整理後の分析を考え，若い番号の選択肢ほど高い数値を配置し（数値の順序を逆転し），得点化を試みることがある．

質問票の質問8①では，夕食後の飲食の頻度を「1．ほとんど毎日」「2．週に3～4回」「3．週に1～2回」「4．ほとんどない」の4段階評定で聞いており，入力はその選択肢の番号をそのまま入力すればよいが，集計にあたっては「4．ほとんど食べない」を「0」点とし，摂取頻度が高くなる順に1点，2点，3点として得点化して活用することも可能である．得点化を考え質問票作成時に，「4．ほとんど食べない」を「0．ほとんど食べない」とすることも検討できる．

14.2　要因の区分の仕方

多項選択回答型の場合など，影響因子（要因）に関しても調査者が自由に2つに区分することができる．調査結果から2×2分割表をつくり，分析しやすくするための，要因欄の「あり」「なし」のグループ分けについて，質問票の質問8）を例に示す．

①夕食後に飲食をしますか？
　（1）ほとんど毎日　　（2）週に3～4回　　（3）週に1～2回　　（4）ほとんどない

この調査では，回答の（1），（2），（3），（4）の構成比がほぼ同じであったため，（2）と（3）の間で区切り，1～2回まで（（3），（4）を合わせ1つに集計）と3回以上（（1），（2）を合わせ1つに集計）にグループ分けをした．このように選択肢の構成比を調べ，かたよりのないように調査者が区分することができる．

④汗をかくような運動や外遊びをしていますか？
　（1）ほとんど毎日　　（2）週に3～4回　　（3）週に1～2回　　（4）ほとんどない

このような場合，（3）と（4）の間で区切り，体を動かす（（1），（2），（3）を合わせひとつに集計），動かさないのように，選択肢の回答の構成比には関係なく，要因の内容により調査者が区別し，グループ化することもできる．

さらに，個人の健康状態（疾病の有無）と要因（生活習慣）との関連を求めるオッズ比やカイ2乗（χ^2）検定を使うためには2×2分割表を作成することになる（図14.2）．

オッズ比　肥満度											
質問1　夕食後に飲食をする				質問2　おやつを1日2回以上食べる				質問3　おやつを自分で買いに行く			
	疾病あり	疾病なし	合計		疾病あり	疾病なし	合計		疾病あり	疾病なし	合計
要因あり	8	52	60	要因あり	9	39	48	要因あり	8	48	56
要因なし	2	38	40	要因なし	1	51	52	要因なし	2	42	44
合計	10	90	100	合計	10	90	100	合計	10	90	100
オッズ比	2.92			オッズ比	11.77			オッズ比	3.50		
	下限値	上限値	オッズ比の有意性		下限値	上限値	オッズ比の有意性		下限値	上限値	オッズ比の有意性
95%CI	0.59	14.55	なし	95%CI	1.43	96.85	あり	95%CI	0.70	17.40	なし
χ2値	1.04	χ2有意差	なし	χ2値	6.09	χ2有意差	*	χ2値	1.63	χ2有意差	なし
質問6　虫歯				質問7　共働き				質問8　脂質エネルギー比			
	疾病あり	疾病なし	合計		疾病あり	疾病なし	合計		疾病あり	疾病なし	合計
要因あり	9	40	49	要因あり	5	44	49	要因あり	6	57	63
要因なし	1	50	51	要因なし	5	46	51	要因なし	4	33	37
合計	10	90	100	合計	10	90	100	合計	10	90	100
オッズ比	11.25			オッズ比	1.05			オッズ比	0.87		
	下限値	上限値	オッズ比の有意性		下限値	上限値	オッズ比の有意性		下限値	上限値	オッズ比の有意性
95%CI	1.37	92.56	あり	95%CI	0.28	3.86	なし	95%CI	0.23	3.30	なし
χ2値	5.76	χ2有意差	*	χ2値	0.07	χ2有意差	なし	χ2値	0.02	χ2有意差	なし

図14.2　要因の区分とオッズ比としての表示の仕方（結果の一部抜粋．オッズ比は16章参照）

A. 疾病の区分の仕方

調査結果から2×2分割表をつくり分析しやすくするために，疾病欄の「あり」「なし」のグループ分けについて，質問票の質問7）虫歯を例に示す．

a. 有無による分類

虫歯があるか，ないかにより，グループを分類する．虫歯が1本でもあれば，"あり"に，0本であれば，"なし"に分ける．質問票では，以後この2群で集計分析している．

b. 平均による分類

平均本数以上の虫歯があるかないかによる分類の方法もある．この条件では，虫歯の一人平均本数が3本であるとすれば，3本以上を"あり"に，3本未満を"なし"に分類することになる．

基本的には健康診断による結果から調査者がグループ分けのルールを決めることができる．単に病気があるかないかだけでなく，病気のないものが極端に少ない場合など，集団中でのケースの分布に偏りがある場合は，平均より多いか少ないかでもグループ分けができる．つまり，調査者がどのように分析したいかによって区分を決めることができる．

14.3　結果をまとめる

上記のように生のデータを整理し，統計処理しやすいようにし，統計処理を行った結果，表14.2のようにまとめることにより，研究報告として提示することができる．

表 14.2 質問票の結果の表現の例

1. 肥満と生活習慣要因の関連

質問内容	オッズ比*	下限値	上限値	有意性	順位
夕食後に飲食をする	2.92	0.59	14.55	なし	
おやつを1日2回以上食べる	11.77	1.43	96.85	あり	1
おやつを自分で買いに行く	3.50	0.70	17.40	なし	
体をよく動かす	0.18	0.04	0.91	あり	4
簡単に食事をすませる	9.41	1.14	77.37	あり	3
虫歯	11.25	1.37	92.56	あり	2
共働き	1.05	0.28	3.86	なし	
脂質エネルギー比	0.87	0.23	3.30	なし	
タンパク質エネルギー比	0.09	0.02	0.43	あり	5
自覚症状の合計得点	2.55	0.62	10.49	なし	

2. 虫歯と生活習慣要因の関連

質問内容	オッズ比*	下限値	上限値	有意性	順位
夕食後に飲食をする	6.00	2.45	14.68	あり	1
おやつを1日2回以上食べる	5.46	2.32	12.87	あり	3
おやつを自分で買いに行く	1.93	0.86	4.29	なし	
体をよく動かす	0.85	0.39	1.87	なし	
簡単に食事をすませる	1.08	0.49	2.38	なし	
肥満	6.00	2.45	14.68	あり	1
共働き	0.92	0.42	2.02	なし	
脂質エネルギー比	2.19	0.95	5.03	なし	
タンパク質エネルギー比	0.75	0.32	1.77	なし	
自覚症状の合計得点	1.91	0.86	4.22	なし	

*オッズ比については16章参照.
図14.1に示した項目以外に,食事摂取頻度調査も行い,その結果としてまとめた例

Excel 入力集計の応用

(1) 入力データのチェック方法

質問票に基づいたデータ入力が終了したら,集計を始める前に,入力ミスがないかを必ずチェックするように習慣づけておくことが重要である.

2人以上で同じデータを入力し,比較すれば入力ミスをチェックできる.その他,一般的に行われている方法を示す.

最小値・最大値による方法

簡単なチェック方法は,最小値・最大値による方法である.

特に質的データでは,選択肢の最小値・最大値が決まっており,量的データでもおよそ予測できる.このことから外れ値のチェックを行うことが可能となる.

① Excel 関数(最大値,最小値)の( )内にデータ範囲を入力する.
② 質問票の例　性別の場合　　データの範囲は B2:B101 のように該当するセルを選択
　　　　　　　　最大値の算出　= MAX(B2:B101) のように表示させたいセルに入力
　　　　　　　　最小値の算出　= MIN(B2:B101) のように表示させたいセルに入力
③ 結果　最小値「1」,最大値「2」が表示される.これ以外の数値が表示されたら入力ミスとなる.

入力データ数によるチェック

行・列ともに入力されているデータ数をカウントして,入力の欠測,重複などのチェックをする(複数入力の項を除く).

エラー値の確認・解決法

Excel では,セルに入力した数式や関数が正しくない場合には,エラー値が表示される.データベース中にエラー値があると集計作業ができない場合もあるため,データベース中のエラー値は修正しておく.

(2) 変数の追加とデータ入力

質問票のデータを入力し,データのチェックをして,データから別の変数を追加することもある.

身長と体重がわかれば BMI や肥満度などの体格係数が算出できる.BMI は重要な肥満度の指標である.身長は「cm」で示すことが多いが,BMI の算出式では身長の単位は「m」であることに注意が必要である.

　　　算出式　　　BMI =体重(kg) / [身長(m)]^2

一方,質問票の例の対象は小学生(児童)である.肥満傾向の判定方法としては,小児では日比式,ローレル指数,

BMI，身長別標準体重などがあり，大人ではBMIがよく用いられている．そして小学生の肥満傾向の判定方法としては，2006年度から新しい「文部科学省方式」が児童・生徒の肥満傾向を判定する全国統一の方法として都道府県などに対し周知・徹底をされている．既存の調査データと，自分の調査データの比較を行うためには，肥満度の算出方法などの評価方法は比較を行う既存調査の方法に従うことが重要である．そこで，文部科学省方式による計算方法の例を示す（「児童生徒の健康診断マニュアル」による方法）．

判定基準：肥満度が20％以上であれば肥満傾向，－20％以下であれば痩身傾向

肥満度（過体重度）＝〔実測体重（kg）－身長別標準体重＊（kg）〕／身長別標準体重＊（kg）× 100

＊身長別標準体重（kg）＝ a ×実測身長（cm）－ b

a と b は身体別標準体重算出のための係数をあてはめる．

実習　質問票の整理

最近1か月以内における，朝食欠食と体調に関する以下の内容のアンケートを，20名以上の同一集団（栄養学科，他学科，大学教員など）でとり，データベース化し，まとめる．あいさつ文や質問文などは適宜工夫し実施する．

1) 性　別　　①男　②女
2) 年　齢　　（　　）歳
3) 朝食の回数（1週間あたり）①毎日　②5～6回　③3～4回　④1～2回　⑤0回
4) 起床時間（午前）　①5時前　②5時台　③6時台　④7時台　⑤8時以後
5) 就寝時間（午後）　①10時前　②10時台　③11時台　④12時台　⑤13時以後
6) 体調は　　①よい　②普通　③あまりよくない　④わるい
7) 自覚症状（以下の症状がよくありますか？）
　　　①眠い　②疲れを感じる　③肩こり　④頭が重い　⑤目が疲れる

15. カイ2乗検定

> ねらい
> ● 2×2分割表の形にしたデータ（2変数）で，カイ2乗検定を行い，「差はあるか」という検定ができるようになる．

カイ2乗（χ^2）検定は，ある集団で得られた「実測値（観測値）」が，この集団であればこのような平均値になるであろうという値「期待値（理論値）」と一致（適合）しているかどうかを調べる場合の「適合度検定」と，2つの事象に関連性がないか（独立しているか）を調べる場合の「独立性の検定」に用いられる統計手法である．

質問票調査，身体計測値，食物摂取頻度調査など，研究資料から，「AについてYES or NO，Bについて○以上，○未満」や，「ある食べ物に対する男女の好み（好き，嫌い）」のようにデータを整理できるものは，2×2分割表（クロス表）で表現できる（14章参照）．これからカイ2乗検定をすることにより，「AによってBに差が出ているといえるか」ということを，客観的に示すことができる．

15.1 χ^2値による2変数の検定

実測値（表15.1）と期待値（表15.2）の同じ項目の表をつくり，それぞれ同じ位置にある値を用いて，値のずれを計算し，算出された値をχ^2値という．

$$\chi^2 \text{値} = \frac{(a-e)^2}{e} + \frac{(b-f)^2}{f} + \frac{(c-g)^2}{g} + \frac{(d-h)^2}{h}$$

単に引いたものを足すだけでは0になってしまうため，2乗して正の値にして算出している．それだけでは値が大きくなりすぎて扱いにくいので，それぞれを期待値で割っている．このような数字の扱いは，p.

表15.1 実測値

	う	え	合計
あ	a	b	$a+b$
い	c	d	$c+d$
合計	$a+c$	$b+d$	

表15.2 期待値

	う	え	合計
あ	e	f	$e+f$
い	g	h	$g+h$
合計	$e+g$	$f+h$	

89 のばらつきにでてくる標準偏差の考え方と似ている．

> **検定をするということ**
> 本当は「差がある」と思っているが，仮説として「差がない」と設定し，検定により仮説が棄却されれば，つまりは「差がある」といえたことになるという作業が統計処理である．その結果を用いて，思っているような考察ができる．

15.2　Excel を用いたときの算定の手順

> **設定**
> ある会社の 40 歳代の男性社員 200 名の肥満率は，夕食時間の早い人で 20％，遅い人で 40％であった．夕食時間で肥満率に差があるかどうかを判定する．

①観測値から分割表をつくる（表 15.3）．
②期待値の割合を計算する．

　観測値が，夕食時間の早い人（120 名），遅い人（80 名）の場合，期待値の割合は，肥満群は 56/200 ＝ 0.28，非肥満群 144/200 ＝ 0.72 である．

③期待値の表をつくる（表 15.4）

　期待値の計算：計算した期待値に夕食の早い人（120 名），遅い人（80 名）をかけて期待値の表を作成する．

　　　80 × 0.28 ＝ 22.4　　　　80 × 0.72 ＝ 57.6
　　　120 × 0.28 ＝ 33.6　　　120 × 0.72 ＝ 86.4

表 15.3　夕食時間と肥満率の実測値

	肥満	非肥満	合計
夕食遅い	32	48	80
夕食早い	24	96	120
合計	56	144	200

表 15.4　夕食時間と肥満率の期待値

	肥満	非肥満	合計
夕食遅い	22.4	57.6	80
夕食早い	33.6	86.4	120
合計	56	144	200

④ χ^2 値を表示させるセルをクリックし，「数式」から，あるいは数式バーの「fx」から「関数の挿入」をクリックし，「CHITEST」を選択する．
⑤実測値を範囲指定し，期待値を範囲指定する（図 15.1）．

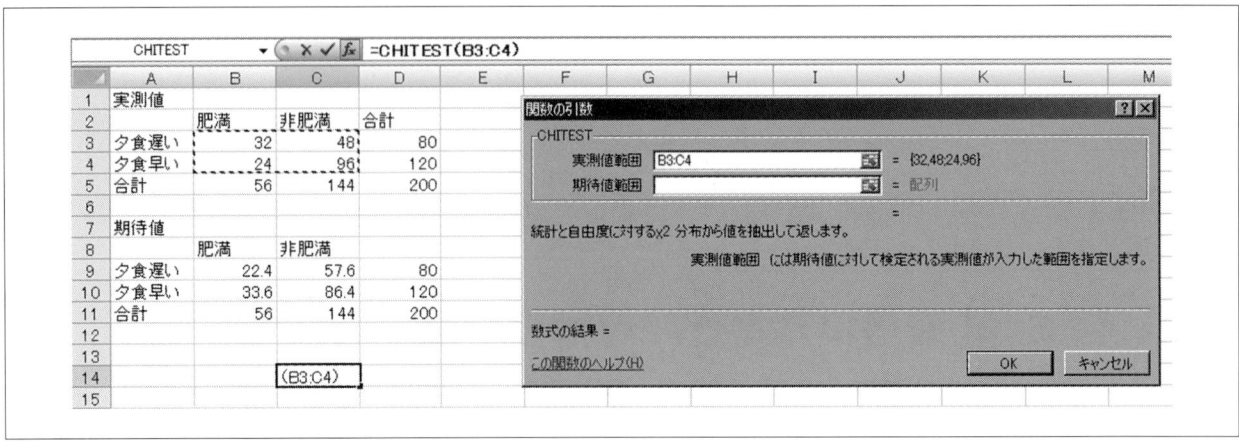

図 15.1　Excel で「CHITEST」を選択し，データの範囲を指定する

⑥その結果，p 0.002028231 となり，これは 0.01 よりも小さいので，差のない確率は 1％以下，差のある確率は 99％といえる．検定では，通常 5％，1％および 0.1％の 3 種類が用いられる．それぞれの記号として，＊，＊＊および＊＊＊が使われる．

15.3　3 変数以上の検定

3 変数以上でカイ 2 乗検定を行う場合も 2 変数と同様である．

設定
ある国際学校に在籍する各国の学生の体格（肥満，普通，やせ）の調査結果は表 15.5 のようになった．体格の差はあるか判定する．

表 15.5　国別にみた肥満，普通，やせの調査結果（人）

	肥満	普通	やせ	合計
日本	82	12	50	144
米国	60	15	72	147
ガーナ	15	10	20	45
インド	120	50	95	265
合計	277	87	237	601

期待値の計算は，以下のように行う．

たとえば肥満の期待値は，277/601 ≒ 0.4609 なので，国別に計算すると，

　　日本　　144 × 0.4609 = 66　　米国　　147 × 0.4609 = 68

　　ガーナ　45 × 0.4609 = 21　　インド　265 × 0.4609 = 122

表 15.6 国別にみた肥満，普通，やせの期待値（人）

	肥満	普通	やせ	合計
日本	66	21	57	144
米国	68	21	58	147
ガーナ	21	7	17	45
インド	122	38	105	265
合計	277	87	237	601

国別に差があるといえるかどうかを Excel で検定する．

① Excel に表 15.5 と表 15.6 を入力し，χ^2 値を表示させたいセルをクリックし，「数式」または「fx」から，「関数の挿入」→「CHITEST」を選択する．
② 実測値を範囲指定し，期待値を範囲指定する．
③ 結果，p 0.0282 ＜ 0.05 で，有意差ありとなる．

実習 1 カイ 2 乗検定（2 変数）

朝食欠食が成績に影響するかどうかを調べた．朝食ありの児童 140 名のうち成績のよい児童（80 点以上とする）が 100 名，よくない児童（79 点以下とする）が 40 名であった．朝食欠食の児童 60 名では，成績のよい児童が 32 名，よくない児童が 28 名であった．朝食欠食は，成績に影響するといえるだろうか．

実習 2 カイ 2 乗検定（3 変数以上）

3 大学の売店でのペットボトル入りの水，緑茶，紅茶，コーヒーの売り上げ本数は，表 15.7 のとおりである．この 3 大学での売り上げ本数には差があるといえるだろうか．

表 15.7 大学別ペットボトル入り飲料の売上（本）

	水	緑茶	紅茶	コーヒー	合計
T大学	120	240	30	164	554
J大学	30	100	20	24	174
O大学	144	190	40	100	474
合計	294	530	90	288	1,202

16. オッズ比

オッズ比（odds ratio：OR）とは，ある事柄の起りやすさを比較するための統計的な手法である．

16.1 オッズ比の求め方

2×2分割表を利用し算出する．表16.1に示した記号で表すと，a/b と c/d をオッズと呼び，その比を使ってオッズ比を求める．オッズ比は

$$ad/bc$$

である．

表16.1 オッズ比の分類と計算

	う	え	合計
あ	a	b	a + b
い	c	d	c + d
合計	a + c	b + d	

Excelで計算させる式としては，セル番号（A1，A2，B1，B2など）を用いて，オッズ比を表示させたいセルに下式を入力すると計算し，表示してくれる．

$$= (A1 * B2) / (B1 * A2)$$

オッズ比の値は，疾病と要因に置き換えた場合（表16.2），それぞれ次のように解釈される

①オッズ比　1以上：疾病発生リスクを上昇させる要因となる．
　　　　　（要因がある人は，疾病にかかりやすい）
②オッズ比　1以下：疾病発生リスクを低下させる（予防的）要因となる．
　　　　　（要因のある人は，逆に疾病にかかりにくい）
③オッズ比　＝1　：要因と疾病には関連はない．
　　　　　（要因がある人と要因がない人で疾病発生状況に差がない）

表16.2 疾病と要因のオッズ比

要因＼疾病	あり（疾病発生）	なし（疾病非発生）	合計
あり（＋）	a	b	a + b
なし（－）	c	d	c + d
合計	a + c	b + d	n (a + b + c + d)

16.2 オッズ比の計算例

表16.3のデータ「夕食を遅く食べた人と早く食べた人の肥満になりやすさ」を比べることにする．オッズ比は ad/bc で求められる．

表16.3 夕食時間と肥満しやすさの関係

	肥満	非肥満	合計
夕食遅い	a 32	b 48	80
夕食早い	c 24	d 96	120
合計	56	144	200

$$\text{オッズ比} = \frac{a \times d}{b \times c} = \frac{32 \times 96}{48 \times 24} = \frac{3072}{1152} = 2.666\cdots \fallingdotseq 2.667$$

統計ソフトで計算すると，オッズ比 2.6667 と，95％信頼区間（95％ confidence interval）として下限 1.4166，上限 5.0199 が示される．この結果は，遅い時間に夕食を食べる人は，早い時間に食べる人に比べて肥満になるリスクが 2.6667 倍あることを意味する．95％信頼区間とはオッズ比に対しては，p値だけでなく 95％信頼区間を算出することが必須になっている．すなわち，オッズ比として算出された値は平均値であって，ある誤差を伴っていると考えればよい．95％信頼区間の幅が 1 をまたがっていなければ，要因の関連が統計学的に有意であるといえる．

実習1　オッズ比

表16.4におやつを1日2回以上食べる子どもが，それよりも少ない子どもとの間で虫歯になる割合はどの程度になるかをオッズ比で求める．

表16.4 「おやつを1日2回以上食べる」と「虫歯」の子どものオッズ比を求める（人）

	あり（虫歯）	なし（虫歯）	合計
（おやつを1日2回以上食べる）あり	34	14	48
（おやつを1日2回以上食べる）なし	16	36	52
合計	50	50	100

実習 2　オッズ比

　ベトナムの某農村地域の 50 歳代の女性のカルシウム摂取量は 300 mg/ 日程度という報告がある．別な農村地域の 50 歳代女性 256 名に，女性は閉経後の骨密度が低下が著しいこと，体内でのカルシウムの役割，安価で入手が容易な小エビ，幼ガニなどの料理法などに関する栄養教育を実施した．その結果，カルシウムの摂取量は約 500 mg/ 日程度に高まった．年 1 回，5 年間，決まった時期に骨密度を測定した．対照には，環境の類似した近隣農村の同年代の女性 245 名を選び，特に栄養教育を実施せずに骨密度だけを測定した．

　表 16.5 に測定の結果を示した．各年度において骨密度が低値の人は，介入群は対照群の何倍かを計算する．

表 16.5　骨密度の低値者数と健常者数（人）

	初年度		2 年目		3 年目		4 年目		5 年目	
	低値	健常	低値	健常	低値	健常	低値	健常	低値	健常
介入群 (256)	36	220	44	212	49	207	56	200	77	179
対照群 (245)	35	196	49	196	57	188	68	177	91	154

毎年，5 年間同一人を測定できたと仮定する．

17. 相関関係と回帰直線

> ねらい
> ●データを散布図で表示できるようになる．
> ●2変数の関係をグラフで示すことができるようになる．
> ●グラフから関係を示す数式を表示できるようになる．

多くの人は成長期には年齢とともに身長が高くなるということを経験的に理解しているが，このように一方が増加すれば，それに比例して他方も増加，あるいは減少するようなとき，両者には相関があるという．

また，その関係は $y = ax + b$ の直線で表すことができ，この直線を回帰直線という．

17.1 散布図と相関係数

散布図とは，身長と体重など，2つの連続尺度の関係を見るのに適したグラフである（図17.1）．横軸（x軸）に原因と思われる変数（独立変数），縦軸（y軸）に結果と思われる変数（従属変数）をとる．

相関関係を求めることで，単位の違うものを比べて関係が強いか，弱いかなどを統計的に示すことができる．相関係数 r は，－1から1までの値をとり，0に近いほど関係は弱い．相関係数 r は表17.1に示すよ

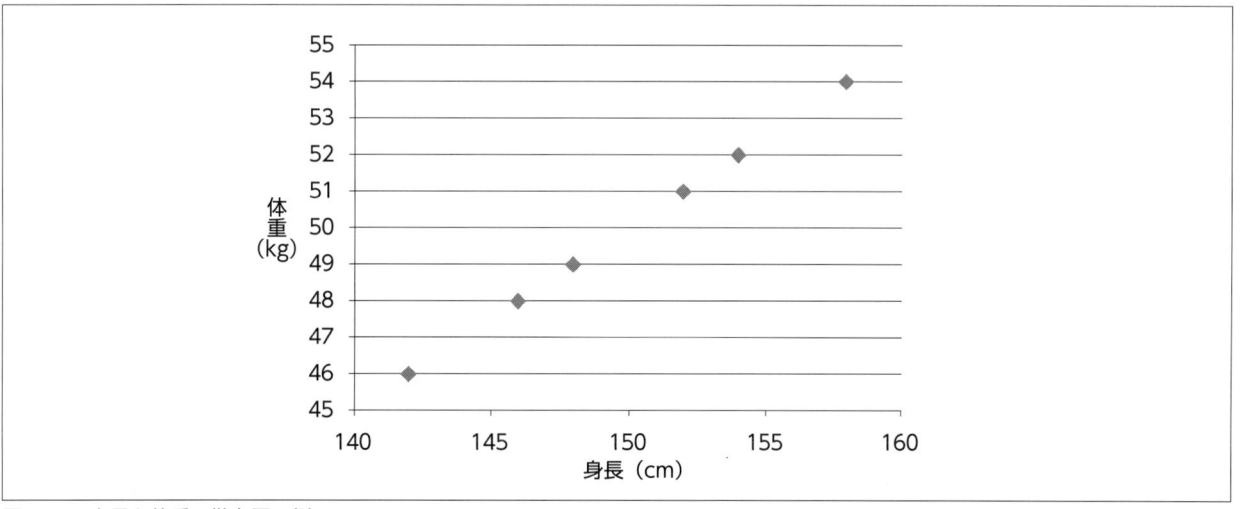

図17.1 身長と体重の散布図の例
この例では相関係数が1となるようプロットしている．実際は狭い範囲で見れば直線となるが，日本人の各年齢別の身長と体重の平均値では曲線となる．

うに，xとyの2つの要素の平均値をそれぞれのデータから引いて（偏差），2乗し（偏差平方），合計したもの（偏差平方和，XとY）とそれらをかけたもの（積）の合計（積和，Z）を求め，下式で求める．

$$相関係数\ r = Z/\sqrt{X \times Y}$$

表 17.1 身長と体重のデータ（身長の平均値 150, 体重の平均値 50）

	観測値		偏差		偏差平方		積
	身長 x	体重 y	身長－身長の平均値 $x - \bar{x}$	体重－体重の平均値 $y - \bar{y}$	$(x - \bar{x})^2$	$(y - \bar{y})^2$	$(x - \bar{x})^2 \times (y - \bar{y})^2$
A	142	46	－8	－4	64	16	32
B	146	48	－4	－2	16	4	8
C	148	49	－2	－1	4	1	2
D	152	51	2	1	4	1	2
E	154	52	4	2	16	4	8
F	158	54	8	4	64	16	32
合計	900	300	0	0	X = 168	Y = 42	Z = 84
					偏差平方和		積和

　表17.1の場合は$84/\sqrt{42 \times 168} = 1$となり，図17.1に示す散布図の右上がりの直線となり，強い相関があるといえる．なお，相関を見る場合，散布図上で外れ値がないか，よく観測値を吟味する必要があるが，これは外れ値1つによって，相関係数は大きく変化するためである．外れ値の処理では通常は，サンプル数が10程度のときは平均値から2SD以上，サンプル数が100程度のときは3SD以上離れている値を外す．統計ソフトなどで，棄却検定をして判断する必要がある．

17.2　散布図と回帰直線を表示させる

設定
　食塩の摂取量と血圧について調べたところ，表17.2のような結果が得られた．このデータから，散布図を作成し，相関係数 r，近似曲線（回帰直線），決定係数 R^2 を求めよ．

表 17.2　食塩摂取量と最高血圧

	食塩摂取量（g）	最高血圧（mmHg）
A	15	150
B	14	140
C	16	150
D	13	130
E	10	110
F	9	100
G	6	100
H	12	125
I	10	120
J	18	200

①データの範囲を指定し，「挿入」→「散布図」をクリックする．x軸に食塩摂取量，y軸に血圧の点が示される（図17.2）．
②x軸とy軸の名称（軸ラベル）を記入．

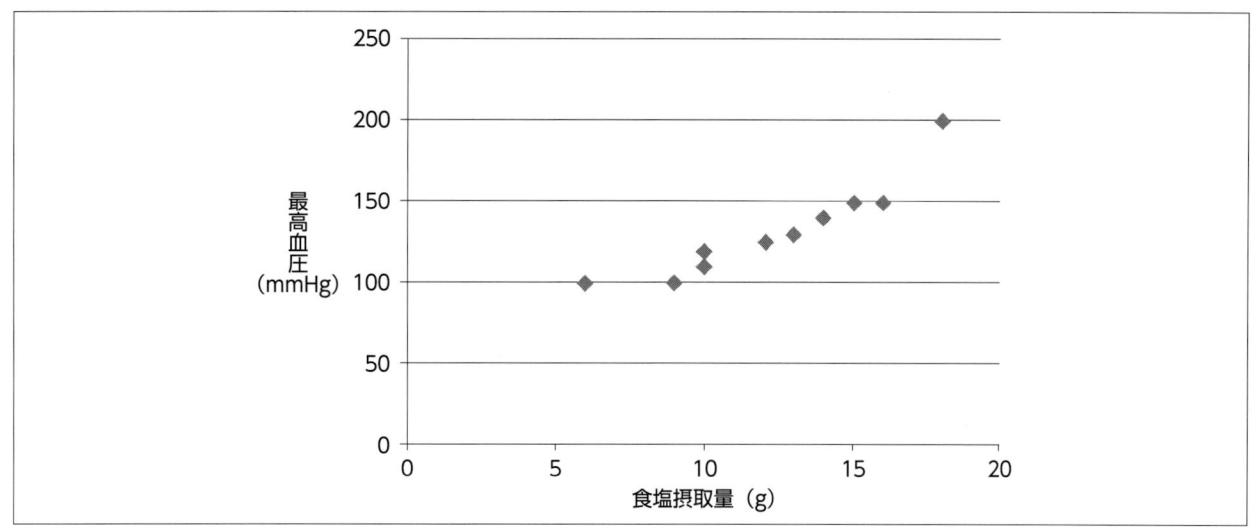

図17.2 食塩摂取量と最高血圧の散布図

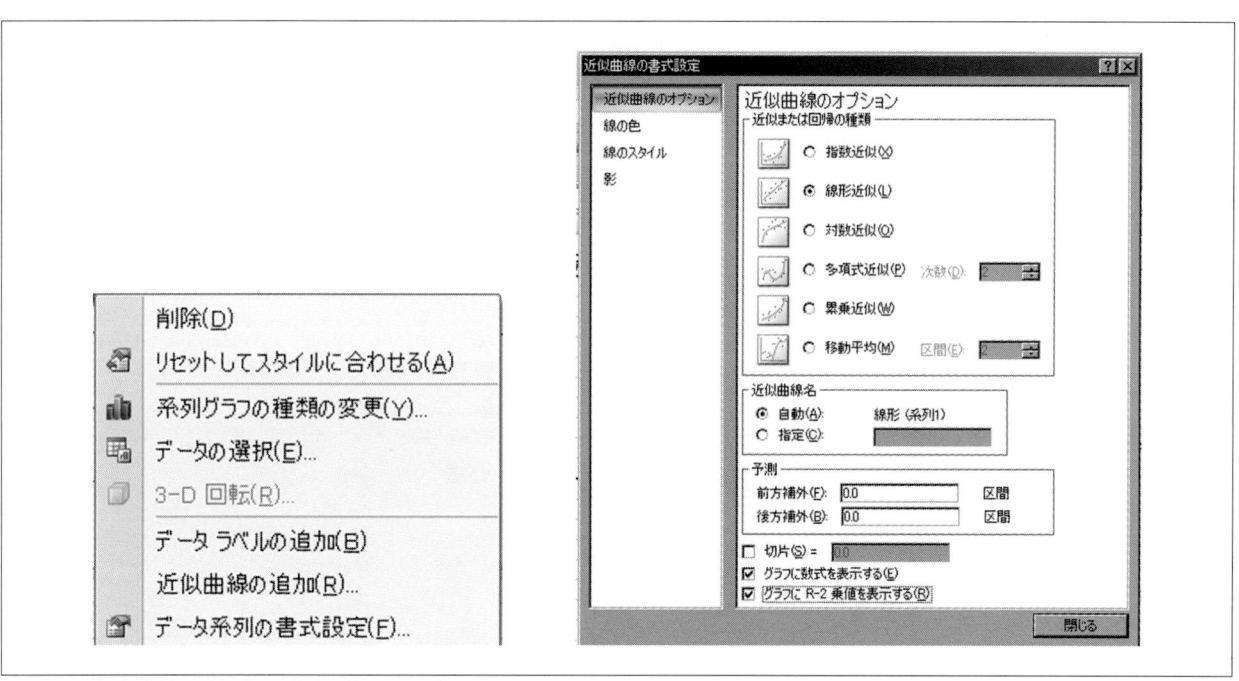

図17.3 「近似曲線の追加」→「近似曲線のオプション」

③ グラフのデータ上で右クリックし，図17.3の左のようなショートカットメニューから「近似曲線の追加」をクリックする．図17.3の右の画面で必要なところをチェックする．

④ Excelで近似曲線の線形近似を選んで得られる直線を回帰直線，式を回帰式といい，$y = ax + b$ で表される x と y の平均値を通る直線である（図17.4）．

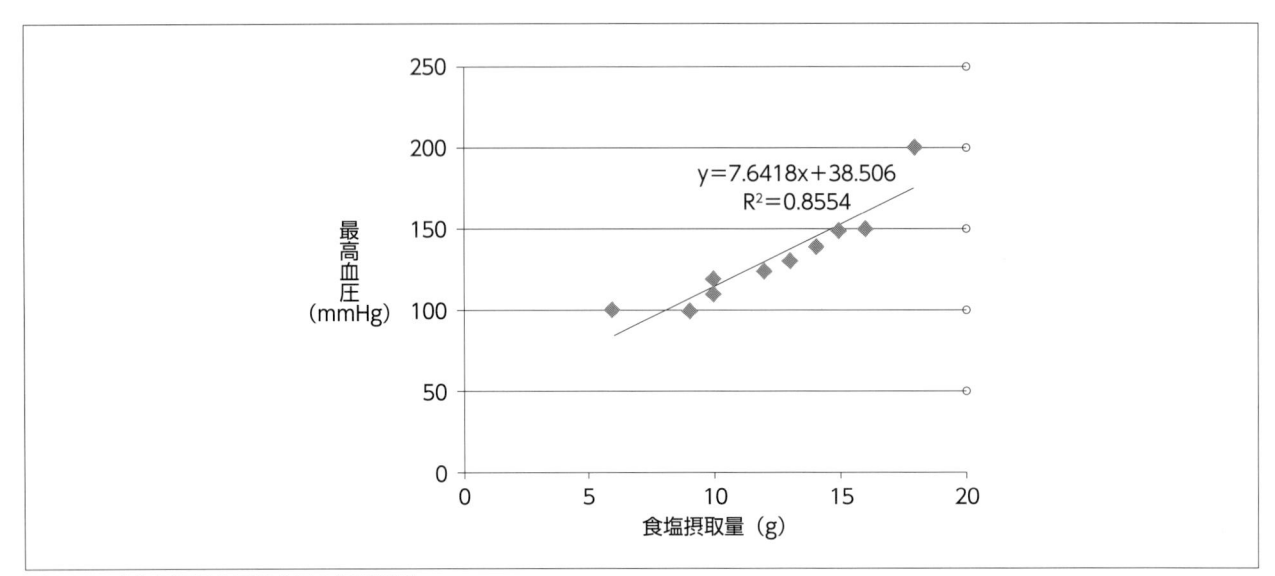

図 17.4　食塩摂取量と最高血圧の相関関係

⑤なお，相関係数 r は，Excel では図 17.4 の状態では自動的に表示されないので，相関係数を表示させたいセルをクリック，「数式」→「関数の挿入」で「関数名」「CORREL」をクリックして表示させる（図 17.5）．

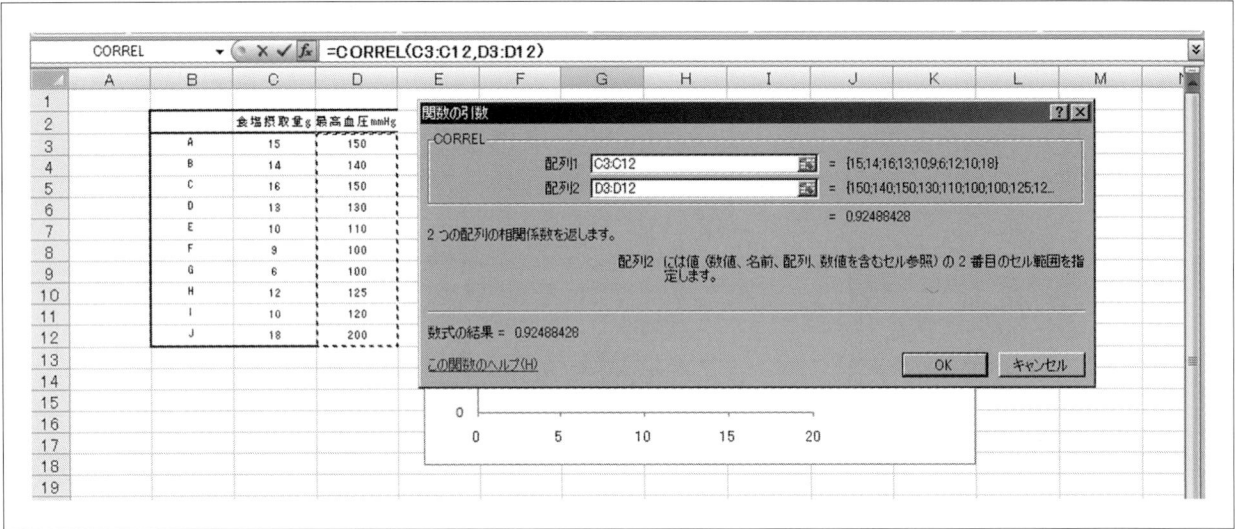

図 17.5　相関係数を表示させる「CORREL」を指定

⑥配列 1 と配列 2 にそれぞれのデータを範囲指定する．この場合，相関係数 $r = 0.9248$ であった．

⑦なお，図 17.4 の式とともに表示される $R^2 = 0.8554$ は，相関係数 r を 2 乗した値に等しく，決定係数（寄与率，関与率ともいう）と呼ばれる．これは，高食塩が高血圧の原因になる可能性が 85 %あるという意味で，両者には強い関係があることを示している．

相関係数

相関係数の強さは，単純に 0.3 だから弱い（低い），0.7 だから強い（高い）のような判断をしてはいけない．子どもの身長と体重は本質的には似ているはずなので，0.6 という値でも何か問題があるかもしれないと考えるほうが適切であろう．このように相関係数は絶対的なものではなく，何を比較しているかから判断することが必要となる．

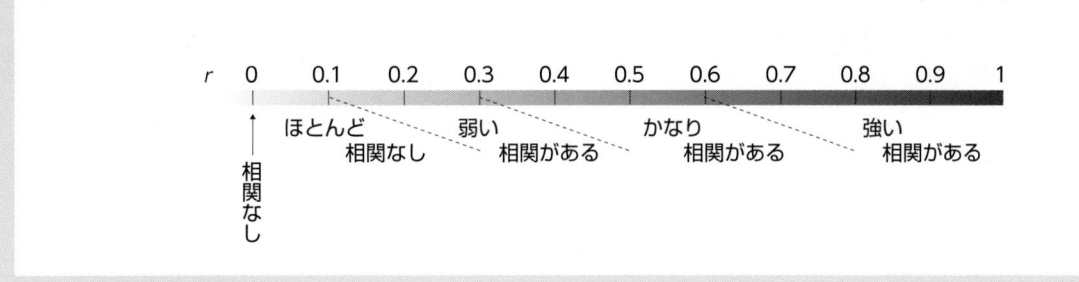

図 17.6 相関関係の強さ
加藤亮，山本茂，公衆栄養学 第 3 版（山本茂，酒井徹，郡俊之編），p.139，講談社（2009）

実習 1　相関係数と回帰式

タンパク質と脂質の摂取量について表 17.3 に示した．散布図（グラフ），回帰直線（グラフ上に線を示す），回帰式，相関係数，決定係数で両者の関係を示す．

表 17.3　タンパク質と脂質の摂取量

	タンパク質	脂質
A	67.3	57.3
B	66.1	54.5
C	14.9	16.0
D	41.2	33.0
E	43.9	36.2
F	48.6	39.8
G	57.0	46.1
H	66.1	54.5
I	75.5	66.4
J	87.2	75.9
K	92.3	82.5
L	120.3	129.4
M	86.0	74.4
N	87.9	70.9
O	22.6	24.7
P	30.0	23.0
Q	41.1	40.5
R	58.8	45.1
S	69.9	56.1
T	87.9	70.9
U	101.5	90.6
V	117.7	108.5
W	120.0	126.7
X	134.3	136.1

実習 2　相関係数

表 17.4 の中に不適当と考えられる相関係数がある．左右の人さし指の長さ，身長と腕の長さ，BMI と最高血圧の相関係数 r を計算する．結果から，相関係数の大きさと真の相関の強さについて議論する．

表 17.4　相関係数を考えるための各種データ

個人番号	右人さし指 cm	左人さし指 cm	身長 cm	腕の長さ cm	BMI	最高血圧 mmHg
A	7.8	8.0	173.0	70.0	27	132
B	7.0	7.5	172.0	73.0	25	115
C	6.1	6.5	164.5	69.8	22	120
D	6.2	6.3	159.5	62.3	20	115
E	6.5	6.7	154.7	55.0	26	123
F	7.0	6.7	160.0	60.1	23	145
G	7.1	7.7	158.0	61.1	20	130
H	7.5	7.0	168.6	66.9	19	125
I	7.6	7.1	169.8	61.0	18	110
J	6.9	6.5	165.2	58.0	30	150
K	7.1	7.8	160.5	67.5	28	145

18. 2群の平均値の比較：対応のあるt検定と，対応のないt検定

> **ねらい**
> ●対応のあるt検定と，対応のないt検定があることを学ぶ．
> ●対応のないt検定の場合，比較の前にF検定の必要性を学ぶ．
> ●介入研究で介入群と対照群の2群のそれぞれの前後の比較を合わせて考察することを学ぶ．

介入したことにより，介入前後で差が生じるか生じないかを，また，A地区とB地区で調べた結果に差があるかないかを検定する方法がt検定である（13章参照）．

ある人への介入前後の値であれば「対応のある」t検定を，介入群と対照群の平均値に差があるかないを比べるのであれば「対応のない」t検定を行う．すなわち，人を対象とした場合，対応のないということは，両群の対象者が同一人物でないという意味になる．

対応のあるt検定と対応のないt検定では計算が多少異なるが，複雑になるので，ここでは省略し，Excelによる方法を示す．

また，2群に分けたそれぞれの介入前後の比較もまとめてグラフで表示することも学ぶ．

18.1 対応のある2群での比較

同一対象者において介入の前後での平均値の変化を比較する場合は，対応のあるt検定を行う．

> **設定**：豆乳摂取が血清LDL-コレステロール値に与える影響の有無を調べる
> **対象者**：某市の50〜59歳の事務系作業会社員に3か月間，毎日朝食時に豆乳200 mLを与える．
> **統計処理**：介入前後で差があるかないか，t検定で平均値を比較したい．
> **サンプルサイズの計算**：先行研究から，血清LDL-コレステロール値の標準偏差を29 mg/dL，試験開始前後における平均は，それぞれ120 mg/dLと104 mg/dLと推定した．同一対象者において，調査の開始前後での評価指標の平均値の変化を比較する場合の計算式により求める（4章参照）．
> サンプルサイズ $n >$（信頼度係数 Z_α ＋信頼度係数 Z_β）^{2} ×標準偏差 σ^2 /（開始前の平均値始 μ_{dc} − 開始後の平均値 − μ_{dt}）^{2}
> $= (1.96 + 0.84)^2 \times 29^2 / (120 - 104)^2 = 25.8 \to 26$
> さらに10%のドロップアウトを考慮し，26/0.9 = 28.6 → 29名以上となる．

抽出された29名の介入前後の血清LDL-コレステロール値を表18.1に示した．

表 18.1　豆乳介入前後の血清 LDL-コレステロール値（mg/dL）

被験者	介入前	介入後
1	91	77
2	93	92
3	98	85
4	114	103
5	131	119
6	182	132
7	90	77
8	92	80
9	95	78
10	104	98
11	124	102
12	155	125
13	171	139
14	89	85
15	92	80
16	94	94
17	100	82
18	120	111
19	141	126
20	196	146
21	89	84
22	92	80
23	94	91
24	99	91
25	120	111
26	139	116
27	195	143
28	89	81
29	92	78
平均値	117	100
標準偏差	33	22

「対応のある」2 群の平均値の比較を Excel の t 検定で行う手順を以下に示す．

①表 18.1 の値を Excel に入力し，t 検定の値を表示させたいセルをクリック，「数式」→「関数の挿入」，あるいは数式バーの「fx」から「TTEST」を選択する．

②配列 1 に介入前の値を，配列 2 に介入後の値を範囲指定する．

③検定の指定では，両側検定をするので 2 を入力する．

④検定の種類に，対応のある検定として 1 を入力する（図 18.1）．

⑤結果，$p = 8.375 \times 10^{-7}$（Excel では 8.37459E-07 と表示）≤ 0.05 →介入前後で有意差あり

以上のことは，毎朝豆乳 200 mL を 3 か月飲むと血清 LDL-コレステロール値が有意に低下することを示している．

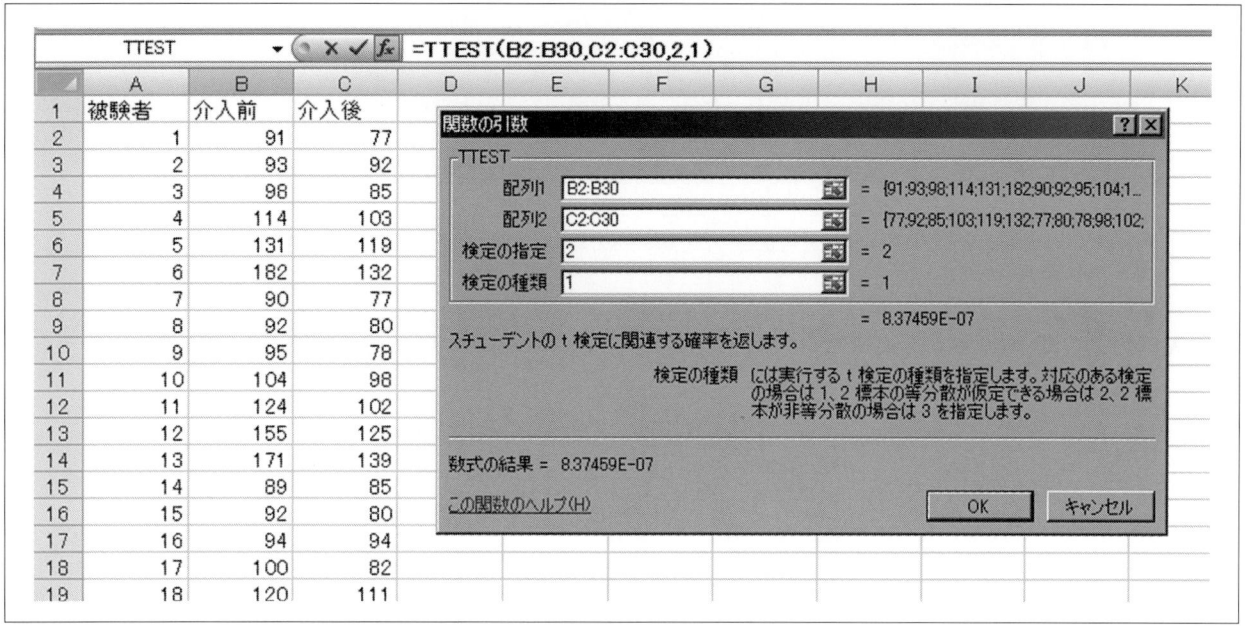

図 18.1 Excel での対応のある t 検定の指定の方法
検定の指定：片側検定の場合は 1，両側検定の場合は 2 を指定する．
検定の種類：実行する t 検定の種類を指定する．対応のある検定の場合は 1，2 標本の等分散が仮定できる場合は 2，2 標本が非等分散の場合は 3 を指定する．
Excel で「1.0E-1」などの表示は，「1.0×10^{-1}」を意味し，つまり「0.1」を表す．

18.2 対応のない 2 群での比較

対応のない集団 2 群に差があるかないかを調べる場合，まず 2 群の分布がきれいな山型の分布「正規分布」で，しかも「等分散」（分散がかけはなれていないこと）であることが必要である（図 18.2）．t 検定をする前に等分散であることを確認する F 検定が必要がある．「等分散でない」ときはウェルチの t 検定，またはノンパラメトリックの Mann-Whitney など他の方法で検定することになる．

サンプル数が比較的少ないときには，著しく異なる少数が全体の分布を異常にする．そのような集団との比較は意味がない．たとえば，10 人の対象者のうち 1 人だけ体重が 150 kg あったために，平均体重が著しく高くなるような集団と，通常の分布をする集団を比較する意味はない．このような場合は外れ値（異常値）を棄却検定で除くことが望ましい（p.106 参照）．

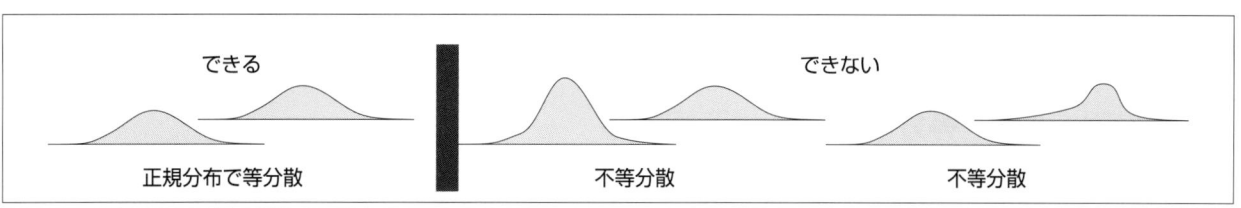

図 18.2 対応のない 2 群の比較の可否

設定：豆乳摂取が血清 LDL-コレステロール値に与える影響
対象者：某市の 50～59 歳の事務系作業会社員で血清 LDL-コレステロール値が，性別，年齢別でマッチする対象者を無作為に 2 群に割り付けた．介入群には 3 か月間，毎日朝食時に豆乳 200 mL を，対照群には水を同量，同期間与えた．

統計処理：2群に差があるかないか，t検定で平均値を比較したい．
サンプルサイズ：先行研究で大豆タンパク質を1日30g，2か月間与えた時の血清LDL-コレステロール値の低下は12 mg/Lで，標準偏差は約15 mg/dLであった．これを参考に介入群と対照群において，調査開始後の評価指標の平均値を比較する場合（4章参照）の計算式により求めた．

サンプルサイズ $n > 2$（信頼度係数 Z_α + 信頼度係数 $Z_\beta)^2$ × 標準偏差 σ^2 / 平均値の差 δ^2
$= 2 (7.84 × 15/12)^2 = 24.5 ≒ 25$

さらに10％のドロップアウトを考慮し，25/0.9 = 28 → 各群28名以上となった．

介入後の介入群（豆乳群）と対照群の血清LDL-コレステロール値を表18.2に示した．

表18.2 介入後の介入群（豆乳群）と対照群血清LDL-コレステロール値（mg/dL）

被験者	豆乳群	対照群
1	77	92
2	92	94
3	85	98
4	103	110
5	119	130
6	132	154
7	77	90
8	80	93
9	78	96
10	98	105
11	102	124
12	125	149
13	139	170
14	85	89
15	80	93
16	94	95
17	82	99
18	111	118
19	126	139
20	146	178
21	84	89
22	80	92
23	91	95
24	91	99
25	111	117
26	116	136
27	143	195
28	81	89
29	78	93
平均値	100	115
標準偏差	22	30

A. F検定により，等分散であるか確認する

① Excelに表18.2のデータを準備し，F検定の値を表示させたい空欄のセルをクリックし，「数式」→「関数の挿入」あるいは数式バーの「fx」から「FTEST」を選択する．

② 配列1に介入前の豆乳群のデータを，配列2に介入前の対照群のデータを範囲指定する（図18.3）．

③ F検定の結果，値が「0.1095」などと表示される．

④ F検定の結果は，≦ 0.05で非等分散，> 0.05で等分散であるので，この例では，介入前は 0.1095 > 0.05で等分散であることがわかる．よって，介入前の2群の分布は等分散なので，対応のないt検定で

比較することが可能といえる．

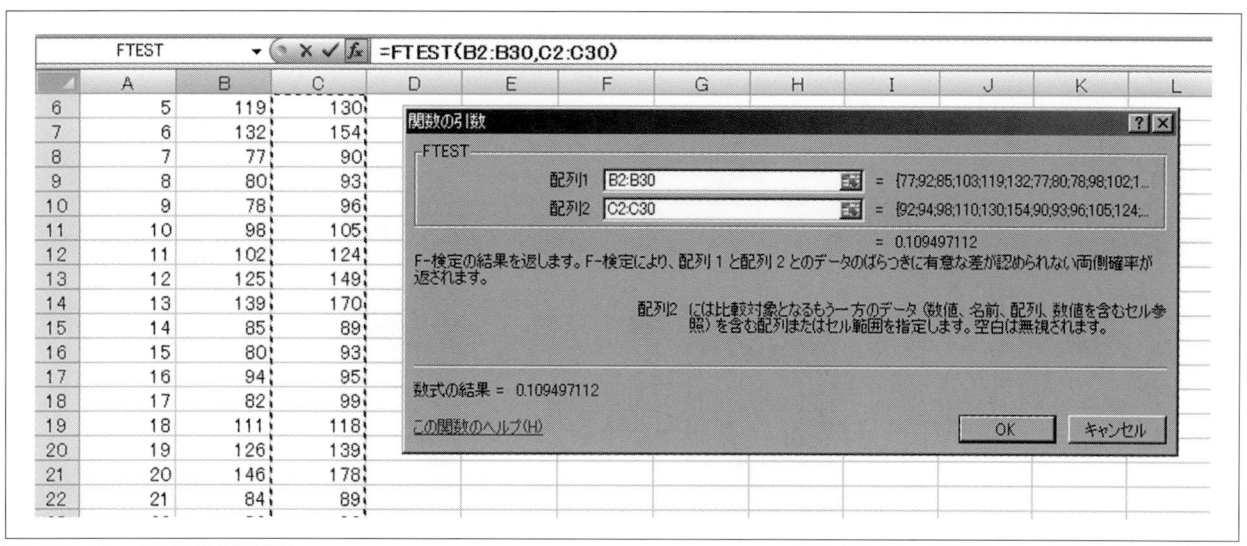

図18.3 ExcelでF検定をする

B. F検定で等分散だった場合の「対応のない」t検定

対応のない2群の場合，上記のようにF検定を行い，等分散であった場合，t検定を行う（図18.4）．

①t検定の値を表示させたいセルをクリック，「数式」→「関数の挿入」，あるいは数式バーの「fx」から「TTEST」を選択する．
②配列1に介入後の豆乳群を，配列2に対照群を範囲指定する．
③検定の指定では，両側検定をするので2を入力する．
④検定の種類では2標本の等分散が仮定できる場合なので2を入力する

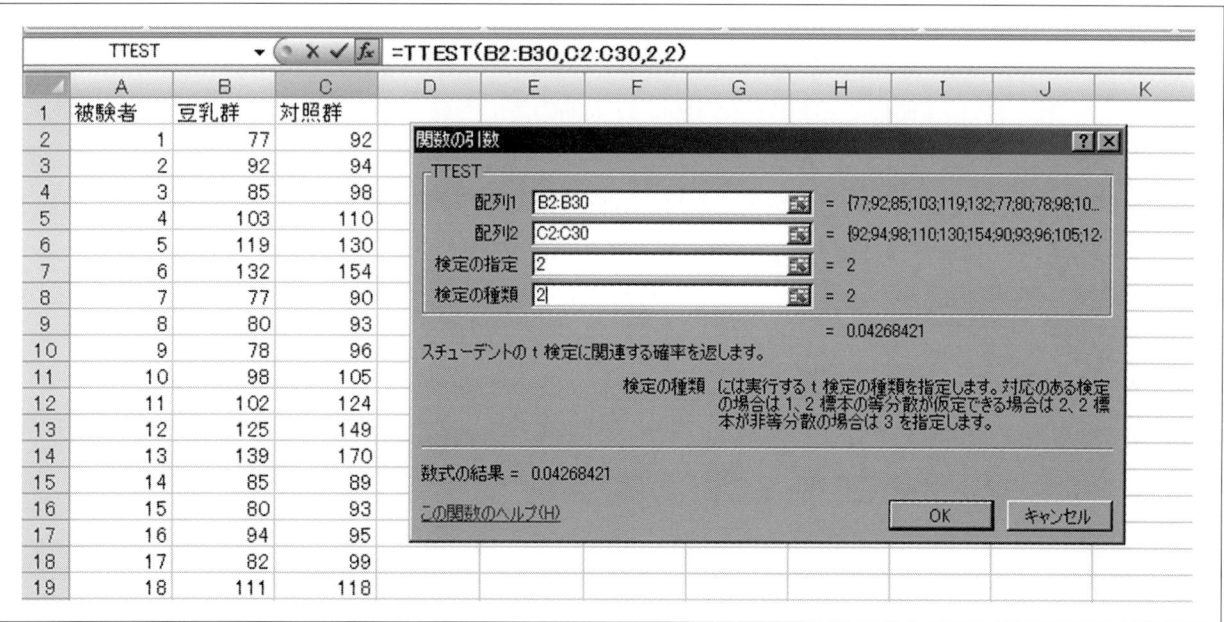

図18.4 対応のないt検定（F検定の結果：等分散）

⑤t検定の結果，0.0427は0.05よりも小さく，介入3か月後では明確な有意差があった．すなわち，豆乳群が対照群よりも有意に血清LDL-コレステロール値を低下させることが示された．
⑦図18.5は，上の計算結果を示したものである．

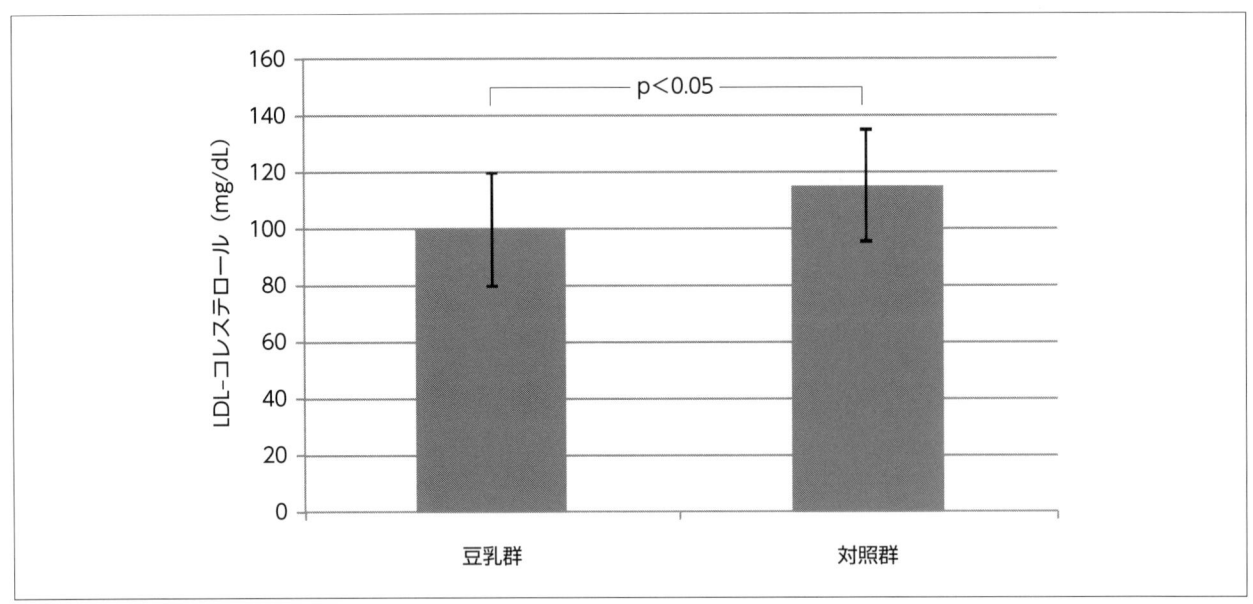

図18.5 豆乳の摂取が血清LDL-コレステロール値に与える影響

18.3 介入前後の結果のまとめ：対応のあるt検定と対応のないt検定

　18.1節および18.2節では，対応のあるt検定と対応のないt検定をわかりやすくするために別々に扱った．しかし，このデータは表18.3に示すような介入研究の一部である．研究論文では，これら2つのt検定の結果を1つのグラフで示すことが多い（図18.6）．これは介入前の測定時点で2群（介入群と対照群）に差があった場合，介入終了時点での測定の結果が，介入前の差に影響されているかもしれないからである．

　例示の結果では，介入前の測定の時点で2群に差がないので，介入終了時点での測定で2群に差があれば，豆乳に効果があるといえる．さらに，介入群では介入後の値が介入前の値よりも有意に低いことから，LDL-コレステロール値を低下させる作用があることをさらに強くサポートできる．

表 18.3 豆乳介入前後の血清 LDL-コレステロール値 (mg/dL)

被験者	介入前		介入後	
	豆乳群	対照群	豆乳群	対照群
1	91	91	77	92
2	93	93	92	94
3	98	98	85	98
4	114	114	103	110
5	131	135	119	130
6	182	182	132	154
7	90	89	77	90
8	92	93	80	93
9	95	94	78	96
10	104	105	98	105
11	124	124	102	124
12	155	155	125	149
13	171	171	139	170
14	89	89	85	89
15	92	92	80	93
16	94	94	94	95
17	100	99	82	99
18	120	120	111	118
19	141	141	126	139
20	196	198	146	178
21	89	89	84	89
22	92	92	80	92
23	94	94	91	95
24	99	99	91	99
25	120	119	111	117
26	139	139	116	136
27	195	196	143	195
28	89	89	81	89
29	92	93	78	93
平均値	117	117	100	115
標準偏差	33	33	22	30

被験者 No は介入群，対照群それぞれに振られたものをまとめて表示している．

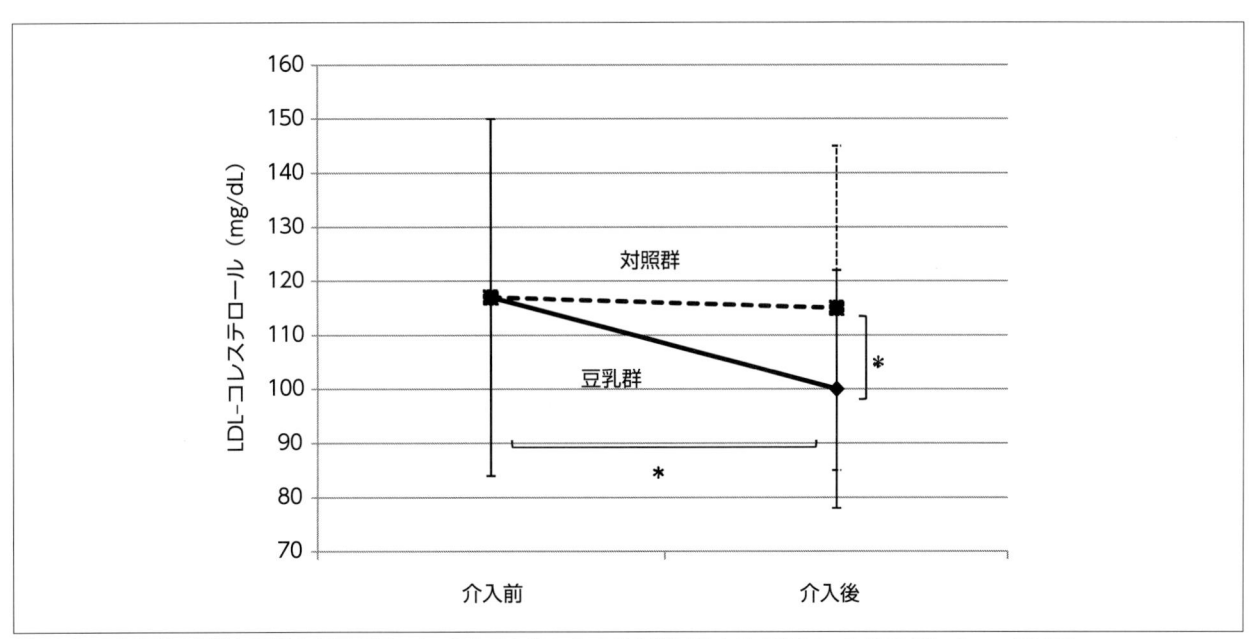

図 18.6 50 歳代の男性に豆乳を毎日 200 mL，3 か月与えたときの血清 LDL-コレステロール値の変化（*$p < 0.05$)

実習 1　2 群の平均値の比較

　表 18.4 は，糖尿病患者が 3 か月間，主食として白米と玄米を食べたときの，開始時点（介入前）と終わり（介入後）の空腹時血糖値である．

①平均値と標準偏差を求める．
②対応のある t 検定で，それぞれの群の介入前後の変化が有意であったかどうかを検定する．
③対応のない t 検定で，介入前，および介入後の 2 群の平均値の有意差検定をする．
④②と③の結果をそれぞれ別のグラフで示し，有意差のある場合は＊などで示す．

表 18.4　糖尿病患者が 3 か月間，主食として白米と玄米を食べたときの，開始時点（介入前）と終わり（介入後）の空腹時血糖値

被験者	介入前		介入後	
	白米	玄米	白米	玄米
1	173	179	170	160
2	139	140	137	114
3	163	165	171	150
4	142	146	153	142
5	129	128	131	130
6	145	146	136	148
7	172	179	170	149
8	134	139	138	128
9	130	131	132	135
10	139	137	140	128
11	147	145	142	125
12	132	142	160	131
13	147	149	139	125
14	150	159	155	120
15	177	180	173	145
16	185	187	180	165
17	117	118	135	119
18	182	182	176	163
19	180	181	169	150
20	121	125	130	128
21	164	165	170	137
平均値				
標準偏差				

被験者 No. は各群に振られたものをまとめて表示

実習 2　介入前後の介入群と対照群の比較

　実習 1 の結果をもとに，介入前後の白米群と玄米群の空腹時血糖値の変化を 1 つのグラフにする．

19. 3群以上の多重比較

> **ねらい**
> ● 3群以上の平均値の比較法（多重比較）を学ぶ．
> ● 2群の比較で用いるt検定を繰り返して使ってはいけないことを学ぶ．

　3群以上の多群の平均値を比較するときには，2群ずつt検定を繰り返して比較することは不適切である．これは2群間の比較を繰り返すと3群間の比較より有意差が出やすくなるためである．

　AとB，BとC，CとAでそれぞれ2群ずつt検定をすると，それぞれに危険率5％で判定するので，有意差がでない確率は（1 − 0.05）となる．3つの組み合わせすべてで有意差が出ない確率は（1 − 0.05）×（1 − 0.05）×（1 − 0.05），逆に有意差が出る確率は $1 − (1 − 0.05)^3 = 0.142$ となる．これは危険率14.2％となって，有意差が出る可能性が高くなってしまう．これを回避するために全部をいっぺんに検定できて，危険率を下げない計算方法が多重比較である．

　ここでは，Tukey（テューキー）法を用いて多重比較を行う．なお，多重比較を行う場合には，その前にまず分析分散（ANOVA）法で比較して全群の分散が等しいことを確認する（18章の等分散を参照）ことが多い．ANOVAの比較では，何と何が有意に異なるのかは明らかにならないが，Tukeyでは，そこを計算する．

　3群以上の平均値の比較は，Excelの通常の機能では計算させることができない．そのためここでは統計ソフトを利用して計算させる方法を紹介する．なお，一般の統計ソフトでは，比較に必要な分散は自動的に計算される．

> **設定**
> 某地域の中年男性の食事パターンで，野菜中心，魚中心，肉中心および豆腐中心の人たちを10人ずつ選び，その人たちの血清コレステロール値を比較した（表19.1）．それぞれのおかずの血清コレステロール値に対する影響を比較した．

表 19.1 3 か月摂取後の血清総コレステロールの比較（mg/dL）

No	野菜	魚	肉	豆腐
1	201	180	212	210
2	188	195	222	195
3	194	188	195	180
4	183	177	199	194
5	199	195	209	178
6	205	203	240	190
7	210	199	199	202
8	197	187	205	191
9	204	178	196	187
10	193	182	180	183

19.1　統計ソフトでの計算手順の例

①分散分析・多重比較を実行する．

　表 19.1 のデータを入力する．一元配置分散分析が表示される．データ入力範囲に表のワクで囲った部分を入れる．多重比較の「すべての対比較」では Tukey を選択し，OK をクリックする．

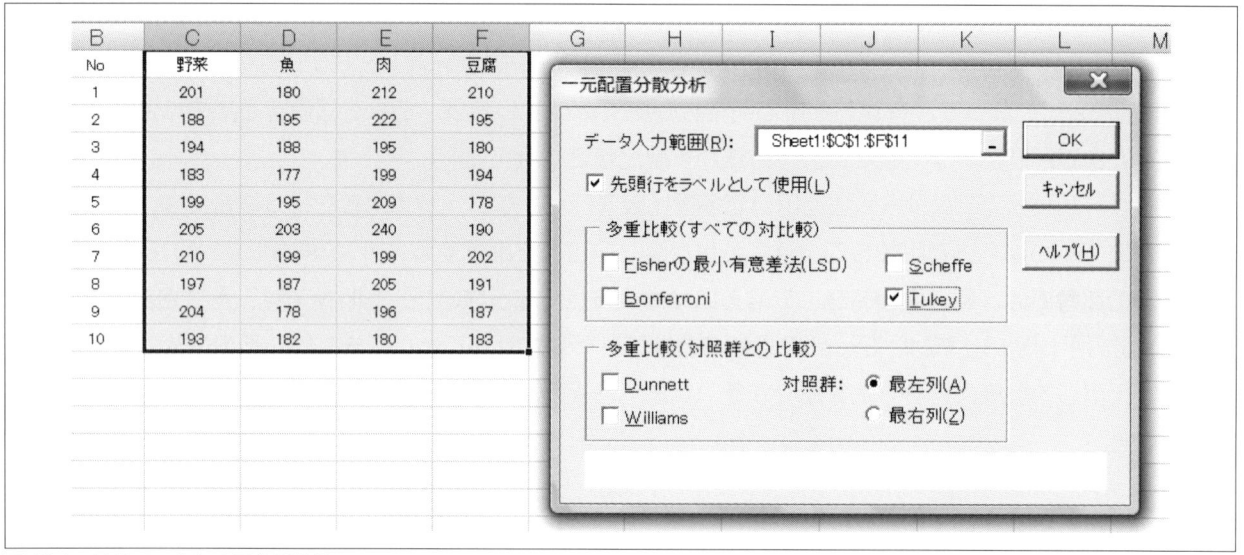

図 19.1　統計ソフトによる多重比較

②計算結果として，各群の標本数 n，平均値，標準偏差（SD）および標準誤差（SE）が表 19.2 のように示される．

表 19.2　統計ソフトによる多重比較の計算結果

目的変数	モデル	因子 A	n	平　均	標準偏差（SD）	平均 − SD	平均 + SD	標準誤差（SE）
変数 Y	因子 A	野菜	10	197.400	8.181	189.219	205.581	2.587
		魚	10	188.400	9.216	179.184	197.616	2.914
		肉	10	205.700	16.506	189.194	222.206	5.220
		豆腐	10	191.000	9.877	181.123	200.877	3.123

③ 4 群の図が表示される．

図 19.2　統計ソフトによる多重比較の図表示例
各水準の平均値と標準偏差を示している．

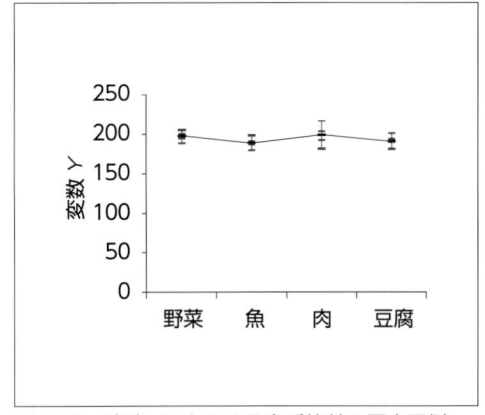

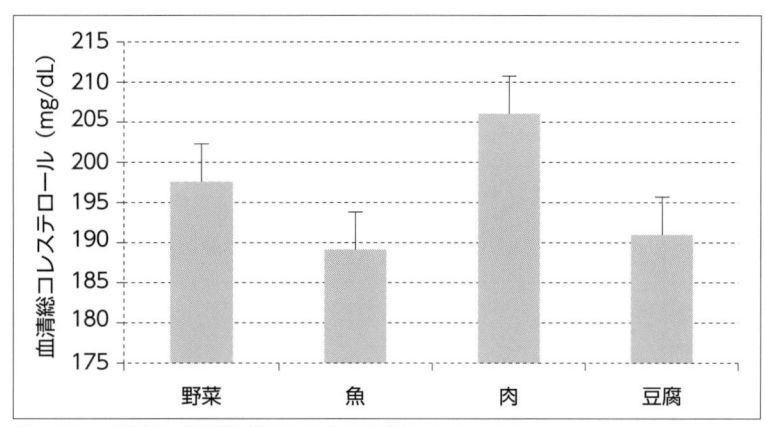

図 19.3　平均値と標準偏差を 13 章の方法で示したもの

④等分散性の検定として，バートレット検定とルビーン検定が出力される．

いずれも 0.05（5）より大きく，帰無仮説「各群の母分散は等しくないとはいえない」，すなわち比較してもよいので，平均値の差の検定（この場合は Turkey）を行ってもよいということになる．

表 19.3　統計ソフトによる等分散性の検定（バートレット検定とルビーン検定）の結果の表示例

等分散性の検定

目的変数	バートレット検定			ルビーン検定			
	カイ 2 乗値	自由度	p 値	F 値	自由度 1	自由度 2	p 値
変数 Y	5.6006	3	0.1327	1.3245	3	36	0.2815

⑤ Tukey で 4 群の多重比較を行った結果が示される．

判定は，魚対肉は 1 ％で有意差あり，肉対豆腐は 5 ％で有意差ありといえる．結果は，血清総コレステロール値は，魚：肉（p ＜ 0.01），肉：豆腐（p ＜ 0.05）で有意差があり，他の比較では有意差がないことを示している．

表 19.4　Tukey で 4 群の多重比較の結果

＊＊ 1％有意，＊ 5％有意

手法	水準 1	水準 2	平均 1	平均 2	差	統計量	p 値	判定
Tukey	野菜	魚	197.4000	188.4000	9.0000	1.7619	0.3080	
	野菜	肉	197.4000	205.7000	8.3000	1.6248	0.3779	
	野菜	豆腐	197.4000	191.0000	6.4000	1.2529	0.5981	
	魚	肉	188.4000	205.7000	17.3000	3.3867	0.0089	＊＊
	魚	豆腐	188.4000	191.0000	2.6000	0.5090	0.9564	
	肉	豆腐	205.7000	191.0000	14.7000	2.8777	0.0324	＊

実習 1　多重比較

3 名が鯛を釣りに行った．A は，8 匹，B は 6 匹，C は 7 匹釣り上げた．鯛の体長は下の表 19.5 のとおりである．3 人が釣った鯛の大きさには差があったといえるか．

表 19.5 釣り上げた鯛の体長

A	B	C
35	36	29
31	29	28
28	28	35
25	33	24
35	24	26
32	25	21
24		21
27		

実習2 多重比較

日本人の主食である白飯について，食後血糖値の上昇を穏やかにする食べ方を知るため，次のような調査を行った．健康な20代の女性15名を対象とし，8時間以上絶食後の早朝空腹時に，50gのグルコース液，含有する炭水化物量を50gにそろえた白飯，いなり寿司，とろろ飯を，それぞれ異なる測定日に与え，投与0，15，30，45，60，90，120分における血糖値の変化から，血糖上昇曲線下面積（IAUC = The incremental area under the blood glucose response curve）を計算した（表19.6）．

表 19.6 グルコース，白飯，いなり寿司，とろろ飯摂取後の被験者のIAUC

被験者 No.	グルコース	白飯	いなり寿司	とろろ飯
1	5,107	4,256	3,405	2,554
2	4,474	3,698	2,773	2,240
3	3,806	3,172	3,267	2,450
4	4,221	3,518	4,045	2,090
5	4,274	3,533	2,296	1,505
6	6,859	5,813	5,348	4,850
7	5,778	4,815	3,852	3,155
8	5,022	4,185	4,269	3,515
9	6,111	5,093	3,667	3,106
10	6,848	5,613	4,827	3,087
11	5,485	4,571	3,245	2,194
12	4,980	4,185	4,771	3,013
13	6,287	5,239	5,553	4,453
14	5,795	4,750	3,848	2,328
15	6,750	5,625	5,715	4,025

①グルコース，白飯，いなり寿司，とろろ飯摂取後のIAUCの平均値と標準偏差を，それぞれ計算する．
②①で計算した平均値と標準偏差をグラフに示す．
③グルコースを「基準食」とした場合のグリセミックインデックス（GI）を白飯，いなり寿司，とろろ飯について，それぞれ被験者ごとに計算する．

$$\text{GI} = \frac{\text{炭水化物50gを含む食品摂取後2時間までのIAUC}}{\text{炭水化物50gを含む基準食摂取後2時間までのIAUC}} \times 100$$

④白飯，いなり寿司，とろろ飯のIAUCには差があるといえるか．適した検定方法を選んで検定する．

【論文作成編】

　研究の集大成は論文作成である．論文作成は，実習では内容，時間的に難しいかもしれないが，将来にわたって参考になるよう解説した．実習としては，グループごとに公衆栄養学的テーマを決めてパワーポイントなどによるまとめと発表なども有益である．論文の意味と意義などを下記にまとめた．

① 研究成果を論文によって他の人たちに知ってもらう．
② 貴重な研究成果を誰が一番早く出したかという証拠になる．
③ 論文の報告内容は，通常レフリーが審査をした結果採用される．レフリーが厳しい目で内容のチェックをするため，科学的根拠のしっかりとしたものでないと採択されにくい．
④ 科学的根拠があるということは，お話ではなく，普遍性，再現性をもったものであり，追実験，追調査の実行が可能であるということである．
⑤ レフリー制のある雑誌への論文掲載は，業績としても高く評価される．論文の評価は，研究者，教育者を問わず，就職，転職などの人事，その他社会的活動においても通常評価対象となる．
⑥ レフリー制のない一般の教科書，専門書では，著者の考えが自由に反映される．同様の学内紀要，研究費用に対する報告書，大部分の学会発表などは，業績としての価値は一般的に低い．
⑦ 研究内容を国際的に理解してもらうためには，英語論文が望ましい．業績評価としても日本語の論文に対して数倍の評価が与えられる．論文の内容は，和文でも英文でも変わらないので，できるだけ国際誌に投稿するのがよい．
⑧ 日本の学校給食，病院，市町村の住民サービスや法的な制度は，おそらく世界で最も進んでいるだろう．しかし，その情報はほとんど論文として報告されていない．特に英語で報告されていないことから，遺伝的にも食文化的にも近い東アジアにおいてさえ知られていない．
⑨ 肥満問題などで栄養学が最も停滞していると思われる米国の情報が過多になり，日本では現実により多い低栄養者がいるにもかかわらず，肥満問題の対策に重きがおかれている．このようなことから，公衆栄養学の分野では，研究論文を作成し，社会，できれば国際社会に発信することが，非常に重要になっている．

20. 論文の書き方

　論文を書くには，多大な労力を要する．特に初心者には難しく，自分が努力して書いた原稿に，指導者から多くの指摘を受けるのが一般的で，何度も書き直したり調べ直したりと調査自体よりも論文作成に時間がかかることもしばしばである．研究計画の時点でしっかりした計画が立っていないと，さらに難しくなる．ここでは，0章で要点を書いた論文の書き方について例をあげながら説明をしていく．英語論文と和文論文の構成は基本的には同じである．

1) タイトル
2) 著者名と所属先
3) 要旨（要約）
　①背景
　②目的
　③方法
　④結果
　⑤結論
4) キーワード
5) 本文
　①序論
　②方法
　③結果
　④考察
　⑤謝辞
　⑥引用文献

論文作成の一般的原則

　一般的な規則を覚えておきたい．たとえば，過去形と現在形の使い分けである．自分の研究については，基本的に過去形を用いる．現在形を用いると，もう決まったことであり，誰もが認めている事実ということになる．謙虚さを表す意味でも過去形とする．また，能動態（～する）をできるだけ使う．古い論文では受容体（～された）が多用された．

20.1　研究計画（プロトコール）と論文

　論文は，研究が完了してから書くものではあるが，0章で公衆栄養学研究の全体の流れを示した，Plan（計画），Do（実施・実行），Check（点検・評価），Act（処置・改善）のPDCAのP，Dにあたる部分は，基本的にはそのまま論文に使用される．研究（P，D）が完了したら結果を図表にして，結果と結論を出す（C）．これで一通りの論文作成の素材の準備ができたことになるので，本格的に論文作成にとりかかることになる．ここではより効率的と思われる方法での論文作成の手順を示す．

20.2 具体例をもとにした論文作成のポイント

A. タイトル

得られた結果をもとに，タイトルと要旨を完成する．特にタイトルと要旨の結論部分が，論文の顔であると思われるので，これには力を注ぎ，魅力的なものにしたい．本例のタイトルとは異なり，「豆腐の吸収はよかった」というような，研究結果が一目でわかるようなものも多い．

C. 要旨（要約）

要旨・要約（summary あるいは abstract）は，論文内で最も重要な部分である．PubMed など検索用サイトでは，タイトル，著者，要旨のみが示されることが多く，検索者が論文全体を読むかどうかをここから判断する場合が多い．

内容は，背景（background），目的（purpose），方法（method），結果（result），結論（conclusion）に分けて書く．ただしこれら小項目を示さず，区切りなく書く場合も多い．区切りがなくてもこのような順に書くことを心がけるとまとめやすい．

注意点としては，目的と結論が矛盾しないよう注意することである．結論は研究でもっとも主張したい点であるから，考察においても結論をサポートすることが第一目的となる．

D. キーワード

キーワード（key words）は，論文（文献）検索サイト PubMed などで検索するときにヒットするものなので，自分の論文を誰かが検索するときのキーとなる単語を示しておく．適切な用語を入れることで，他者が検索する際にヒットしやすくなる．

B. 著者名と所属先

著者名および所属先は，所属が複数の場合は肩数字をつける．

(A) 閉経期女性における豆腐Caの吸収率

(B) 垂水千恵[*1]・VU THI THU HIEN[1,2]・

[1]お茶の水女子大学大学院国際栄養学分野　[2]National

Absorption Rate and Requirement of TOFU Ca in Post-Menopausal Women

Chie TARUMIZU[1], Hien Vu Thi THU[1,2], Nobuko SARUKURA[1] and Shigeru YAMAMOTO[1]

[1]International Nutrition, Ochanomizu University Graduate School, Tokyo 112-8610
[2]National Institute of Nutrition, Hanoi, Vietnam

(C) 要　約

豆腐は牛乳と同じ程度にCa含量が高いが，その利用効率は牛乳に比べて … availability of the ている．それは古い日本の研究の結果に基づいている．しかし，世界中 … owed rather similar や大豆製品のCa吸収率は牛乳や乳製品と似ているという報告が多い … d the absorption rates Caの吸収率および必要量を出納法で明かにせんとした．閉経女性 … nce studies. Twelve postを行った．実験1は15日間のウォッシュアウト期間を挟んだクロス … s and two nutrition studies 作為に2群に分け，15日間，基本食（300 mg Ca）に豆腐（… omly allocated to 15 d on basal mg Ca）を与えた．実験2では基本食（300 mg Ca）を15 … d milk (300 mg Ca) separated by a ル加えた食事とした．15日間の実験期間の最後の5日 … e second study, only basal diets (300 腐食と脱脂粉乳食のCaの見かけの吸収率（％）は … cycle menus. Feces and urine of the 基本食（300 mg Ca）と実験食（600 mg Ca）摂 … d Ca concentrations were analyzed. 量（ゼロ出納値）の摂取量は，豆腐と脱脂粉乳 … skimmed milk were 33±32 and 21±31%, 以上の結果は，豆腐がよいCa源であることを … of TOFU and skimmed milk estimated by the … 89 mg/d, respectively. The results suggest that … ein Research, Japan 11, 15-19, 2008.

(D) Key words : tofu, skimmed milk, Ca balance, post-menopausal women

高齢化が進む中，骨粗鬆症は重要な健康問題[1]だが，… 量は各国で大きく異なる．成人1日あたりの推奨量は，この発症にはCaの摂取不足が大きく関与している… 国では1,300 mg以上[3]，ベトナムでは500 mg以上[4]，近年の国民健康・栄養調査の結果によると，日本人の… 我国では600 mg以上[5]である．体格や生活環境が異な Ca摂取量は食事摂取基準を満たしていな…[2]．Ca推奨　ることを考慮しても，これほど大きな差があるのはエ

E. 本文　　a. 序論

序論（introduction）は，研究の背景，目的を文献など引用しながら書く．何がわかっていて，何がわかっていないか，だから何をしようとするのかなどを書く．

b. 方法

方法 (method) は，誰かが追調査などを行おうとしたときに可能になるように書く．

①倫理審査委員会の承認：得て行った研究であることを述べること．そのためには，研究開始前に許可を得ておかねばならない．

②サンプルサイズの計算およびサンプル抽出法：栄養学研究では，多くの場合，介入群（実験群）に対して対照群（コントロール群）を設けておき，統計的処理を行うことが必要である．有意差がでそうででない場合は，サンプル数が少ないことや期間が短いことが考えられる．そのために開始前に必要なサンプルサイズの計算を行い，どの程度の数が必要かを実施前に大まかにつかんでおくことが望ましい．

③統計的処理方法：有意差検定は，市販統計用ソフトに数値を入れれば，計算されるが，どの計算法を用いるべきかを間違えないようにする．

有意差がでなければ，効果があったとはいえないが，逆に有意差があったからといって，それが正しいとはいえない．たとえば，アフリカの低栄養はテレビのある家庭では少ないということと強い相関関係が得られたとする．それなら，テレビを買えば低栄養は治るだろうか．よく起こす過ちは，味噌汁を飲む家庭は，洋風スープを飲む家庭よりも心臓病が少ないという類のものである．しかし，味噌汁のある料理では，その他の料理も洋風スープのある料理とは大きく異なっており，味噌汁とスープ以外にも多くの原因が考えら得る．このような結果の最後の判断は研究者自身がすべきことである．統計で嘘をつかないようにしたい．

方　法　E-b

被験者

被験者は，ベトナムの54歳から65歳の健常な閉経期女性で，閉経後5年経過，農業従事者，および骨密度が正常値の者（Speed of Sound：SOS測定値1,500 m/s以上，Furuno CM-100，東京）12名とした．被験者の身体的特徴をTable 1に示した．研究開始前の不連続な3日間の24時間思い出し法による食事調査の結果，平均Ca摂取量は，347±61 mgであった（Table 1）．除外基準は，下痢または便秘などがある者，CaやビタミンDなどのサプリメントを摂っている者，消化管手術経験者，Ca代謝に影響のある疾患，胃がん・糖尿病・腎臓病・肝臓病などの既往歴がある者，BMIが18.5以下あるいは25.0以上の者，喫煙者，3人以上の子どもの出産経験者とした．なお本試験は，ベトナム国立栄養研究所倫理委員会の承認を得て，ヘルシンキ宣言を遵守し，実施した．

（右カラム）
設けた．第2の実験では15日間基本食（300 mg Ca/d）のみを与えた．全ての実験で，15日間の最後5日間を出納期間として尿および便を全量採取し．出納期間の採便マーカーとしてカルミンを使用した．試験食の陰膳および残食を採取した．試験期間中は，毎日体重測定と質問票による問診（健康状態，排便状況，残食の確認）を行った．

基本食，豆腐，脱脂粉乳および飲料水のCa含有量を分析し，それぞれの食事のCa含量が各約300 mgとなるように調整した．エネルギー，たん白質，ビタミンD，リン，マグネシウム，食物繊維の摂取はベトナムのRDA[6]を満たすよう設定した．基本食は3種類のサイクルメニューとした（Table 2）．試験食以外は飲料水のみとし，提供される食事以外の食品や栄養サプリメントを摂取することを禁止した．被験者が消費する飲料水は毎日計量，記録して摂取してもらった．

Ca分析方法

食事および回収した便は，Ca分析のための全処理を行った．すなわち，110度，24時間熱風乾燥後，硝酸で湿式灰化し，灰化後塩酸に溶解した．これらの処理済試料，尿および水のCa含量は原子吸光光度計で測定（島津理化製 AA-6800）した．データの解析には，米国SPSS社の統計ソフトSPSS ver.15 for Windowsを用いた．試験食間の結果の比較は，Wilcoxonの符号付き順位和検定で行った．有意水準は5%とした．

Table 1. Physical characteristics of subjects[1]

Age (years)	58±4
Height (cm)	149±5.8
Body weight (kg)	44±4.8
BMI	19.8±1.5
Usual Ca intake (mg/d)	347±61
Bone density SOS (m/s)	1,522±20
	(standard value 1,500>)

[1] Number of the subjects was 12 post-menopausal women. Values are mean±SD.

Fig. 1. Design of the first study. The subjects were randomly allocated to 15 d on basal diets (300 mg Ca) with TOFU (300 mg Ca) or skimmed milk (300 mg Ca) separated by a 15 d washout interval in a crossover design. Feces and urine of the last 5 d were collected in both studies and Ca was analyzed.

（first phase 15 d: 10 d + 5 d balance study, washout 15 d, second phase 15 d: 10 d + 5 d balance study）

c. 結果

結果（result）は，調査結果をありのままに記載する．「〜だと思う」や「○○によると」などの感想や他の文献を引用するなどはしない．あくまでも客観的な記述にし，都合の悪い結果も示す．結論や考察ではないことに注意する．

d. 考察

考察（discussion）は，この研究から自分が発見したことの正当性を読者に理解してもらうためのものと考えると書きやすい．そのために，要旨で述べた結論を冒頭に書くことを薦める．そして，その結論を，他の研究者の発表した内容（先行研究）などを参考にしてサポートしていく．また，矛盾した結果報告については，なぜそのような矛盾が生まれたのかについても書く．そのようなことをすべて考慮しても，やはり自分の結論は100％といえないまでも，ほぼ正しいと判断できるということで，他の研究者の賛同が得られるように書く．少なくとも論文の指導者の賛同が得られなければ，おそらくその論文は審査段階でレフリーによって否定され，掲載不可ということになるだろう．

結　果　E-c

全試験期間を通じて，被験者12名全員に追加食はなく，ドロップアウトした者はいなかった．Table 3に豆腐食，牛乳食および基本食のCaの出納値およびみかけのCa吸収率の結果を示した．

便中Ca量（mg/d）は豆腐群で426±200（Mean±SD），牛乳群で498±193となり，豆腐群に比べて牛乳群で同等かやや高かった（$p<0.05$）．また，出納値（mg/d）は豆腐群で64±210，牛乳群で-10±203，みかけのCa吸収量（mg/d）は豆腐群で208±200，牛乳群で136±193，みかけのCa吸収率（％）は豆腐群で33±32，牛乳群で21±31となり，牛乳群に比べて豆腐群で同等かやや高かった（$p<0.05$）．

また，基本食摂取時には，Ca出納（mg/d）が-130.0±101.6となり，明らかな負となった．Fig. 2に基本食と豆腐食および牛乳食を摂取したときの出納値を示した．基本食と実験食の間に直線を引き，出納値が0を示す点をCa必要量とした．Ca必要量（mg/d）は，豆腐食摂取時で502±84，牛乳食摂取時で625±89であった．

考　察　E-d

今回の研究の結果，豆腐群および牛乳群のみかけのCa吸収量（mg/d）は，それぞれ208±200，136±193，Ca吸収率（％）は，それぞれ33±32，21±31であり，牛乳群に比べて豆腐群で同等かやや高かった（$p<0.05$）．

これまで，牛乳Caの吸収率は他食品と比較すると特に優れているとされてきた．その背景には，1953年の兼松らの報告[7]がある．彼らの研究は，わずか4名の被験者に，牛乳，小魚，炭酸Caおよび野菜を4レベルで与えて調べたものである．適応期間は3日と短

Table 2. Three cycle menus and their energy and nutrient concentrations

	Menu A	Menu B	Menu C
Breakfast	noodles with pork lean	rice noodles with tomato	sticky rice
Lunch	cooked rice, pork medium fat murder, winter melon soup, fruits	cooked rice, fried fish with fish sauce liquid, mustard green soup, fruits	cooked rice
Dinner	cooked rice, fried fish with tomato, kohlrabi hard-boiled, fruits	cooked rice, pork medium fad-boiled, pumpkin squash fly	
Energy (kcal)	1,954		
Protein (g)	81.2		
Fat (g)	41.6		
Carbohydrate (g)	315		
Ca (mg)	300		

Fig. 2. Regression lines of Ca balance between basal diet and test diets. Mean±SD. *Significant difference in values between the two groups by Wilcoxon Signed Ranks Test ($p<0.05$).

e. 謝辞

謝辞（acknowledgment）には，研究にあたってお世話になった方への感謝の気持ちを書く．また，研究費のサポートに対しても感謝の言葉を述べる．

f. 引用文献

引用文献（references）は，投稿する雑誌によってやや異なる．著者の名前の書き方，共同研究の場合何名まで書くか，「：」や「；」などの記号の使い方なども，それぞれの雑誌に基準が示されているので，投稿規定を確認し，注意書きや該当雑誌の印刷物を見て書くのが安全である．

謝　辞　　E-e

先ず，本研究にご協力いただきました被験者の皆様に厚くお礼申し上げます．また，研究費のサポートのみならず，被験者用の試験食サンプルを特別に作っていただきました富士株式会社の浅間様のご苦労に深謝申し上げます．

文　献　　E-f

1) Delmas PD and Fraser M (1999): Strong bones in later life: luxury or necessity? *Bull World Health Organ*, **77**, 416-422.
2) 健康・栄養情報研究会編 (2006)：厚生労働省平成16年国民健康・栄養調査報告．第一出版．
3) Institute of Medicine (1999): Dietary reference intakes for calcium phosphorus, magnesium, vitamin D, and fluoride." Washington DC: National Academy Press, p 380.
4) Khan NC and Hoan PV (2007): Vietnam recommended dietary allowances 2007, *Asia Pac J Clin Nutr*, **17**, 409-415.
5) 厚生労働省 (2005)：日本人の食事摂取基準 (2005年

Assessment of low bone mass in Vietnamese: comparison of QUS calcaneal ultrasonometer and data-derived T-scores. *J Bone Miner Metab*, **21**, 114-119.
11) Adolph WH and Chen SC (1946): The utilization of calcium in soy bean diets. *J Nutr*, **32**, 413-422.
12) Lawrence J Schroeder, William MC and Smith AH (1946): The Utilization of Calcium in Soybean Products and Other Calcium Sources. *J Nutr*, **32**, 413-422.
13) 佐藤徳子 (1955)：主要Ca供給食品の生体内利用に関する実験的研究．栄養と食糧，**8**，110-115.
14) Elizabeth J, Brink PP, Prudentia D, Van Berestijn

[資料編]

平成13年国民栄養調査「食品番号表」より掲載。1~の番号は食品番号表の頭の数字であり、3の砂糖類、14の油脂類、17の調味料については②「調味料・油脂・砂糖類」に示した。

①目安量・重量換算表

1. 穀類 目安量・重量換算表

食品名	目安単位	目安重量 (g)	備考
米	1合 (180cc)	150	
もち (丸直径5.5cm)	1個	40	
もち (角7×4×1.5cm)	1個	50	
きりたんぽ	1個 (中)	80	
おにぎり (うるち米製品)	1個	100	
焼おにぎり (うるち米製品)	1個 (小)	50	
	1個 (中)	80	
コーンフレーク	1食分	40	
重麩	1個	6	
小町麩	1個	0.4	
食パン	1斤	360	
	10枚切り1枚	35	
	8枚切り1枚	45	
	6枚切り1枚	60	
	4枚切り1枚	90	
ロールパン	1個	30	
クロワッサン	1個	40	
餃子皮 (直径8cm)	1枚	6	
餃子皮大判	1枚	9.5	
春巻き皮 (19×19cm)	1枚	15	01074 餃子皮に置き換え
春巻き皮ミニ (15×15cm)	1枚	7.5	
シュウマイ皮 (7×7cm)	1枚	3	
ビーフン	1人分	50	
うどん (ゆで)	1玉	230	
冷凍ゆでうどん	1玉	200	
干しうどん (乾)	1人分	80~100	
そうめん・ひやむぎ (乾)	1人分	80~100	
そうめん (ゆで)	1束	50	
そば (ゆで)	1玉	200	
干しそば (乾)	1人分	80~100	
中華類 (生)	1玉	120	
中華蒸し麺	1玉	150	
即席中華めん	1袋	90	
即席中華めん (油揚げ味付け)	1個	100	
カップメン・ミニ	1個	40	

食品名	目安単位	目安重量 (g)	備考
カップメン・ヌードルタイプ	1個	80	
カップメン丼型タイプ	1個	90	
焼きそば	1個	120	
カップメン焼きそば大盛り	1個	170	
ゆでスパゲッティ	1袋	1,000	
	1袋	500	
	1袋	300	
	1袋	600	
	1袋	200	

2. いも及びでん粉類 目安量・重量換算表

食品名	目安単位	可食部重量 (g)	目安重量 (g)	廃棄率 (%)	備考
こんにゃく	1枚	250	250		
しらたき	1玉	200	200		
えび芋 (1ヶ頭と同品種)	M1個	213	250	15	
さつま芋	L1個	270	300	10	表層及び両端
	M1個	180	200	10	表層及び両端
	S1個	90	100	10	表層及び両端
里芋	L1個	60	70	15	表層
	M1個	34	40	15	表層
	S1個	17	20	15	表層
じゃがいも	L1個	180	200	10	表層
	M1個	135	150	10	表層
	S1個	90	100	10	表層
セレベス (1ヶ頭と同品種)	M1個	68	80	15	表層
	S1個	43	50	15	表層
えび芋 (1ヶ頭と同品種)	M1個	26	30	15	表層
長芋	L1個	900	1,000	10	表層、ひげ口
	M1個	720	800	10	表層、ひげ口及び切口
	S1個	540	600	10	表層、ひげ口及び切口
ハツ頭	L1個	640	800	20	表層
	M1個	400	500	20	表層
	S1個	240	300	20	表層

4. 豆類 目安量・重量換算表

食品名	目安単位	目安重量 (g)	備考
あずき (乾)	1カップ	160	
いんげんまめ	1粒	2	
うずら豆煮豆	1カップ	150	
大豆 (乾)	1丁	300	
豆腐	1丁	300	
焼き豆腐	1枚	200	
生揚げ (厚揚げ)	1枚	30	
油揚げ	1枚	45	
油揚げ手揚げ (厚め)	1個	120	
油揚げ関西風			
がんもどき	1個 (直径8cm)	100	
凍り豆腐 (乾)	ミニ1個	16	
干し湯葉	1枚	4.5	
納豆	1パック	50	3個組
添付納豆たれ	1袋	5	醤油・砂糖・みりんなど
納豆小パック	1カップ	30	3~4個組
添付納豆たれ	1袋	4	醤油・砂糖・みりんなど

5. 種実類 目安量・重量換算表

食品名	目安単位	可食部重量 (g)	目安重量 (g)	廃棄率 (%)	備考
ぎんなん	1個	2	3	25	殻及び渋皮 (鬼皮)
栗	大1個	9	13	30	殻 (鬼皮) 及び渋皮 (包丁むき)
	中1個	20	20		
くり甘露煮	1個	15	15		
甘栗	1個	4	5	20	殻 (鬼皮) 及び渋皮
バターピーナッツ	10粒	9	9		

6-1. 野菜類漬物 目安量・重量換算表 〈この部分は食品番号順に並べている〉

食品番号	食品名	目安単位	可食部重量 (g)	目安重量 (g)	廃棄率 (%)	備考
07022	梅干し	大1個	20	25	20	核
		中1個	10	13	20	核
		小1個	3	3	20	核
06108	しろうり (奈良漬)	1切れ	6	6		
	大根 (たくあん)	1切れ	10	10		
06137	大根 (ぬかみそ漬け)	1切れ	8	8		
06140	大根 (甘口漬け)	大1個	5	5		
06306	らっきょう (甘酢漬け)	中1個	5	10		
		小1個	2	5		
06323	わさび漬け	大さじ1	16	16		

6-2. 野菜類 目安量・重量換算表 〈この部分は食品番号順に並べている〉 *比重を考慮

食品番号	食品名	目安単位	可食部重量 (g)	目安重量 (g)	廃棄率 (%)	備考
06003	あさつき	1本	5	5		
06007	アスパラガス	1束 (3~10本)	120	150	20	株元
		1本 (大)	24	30	20	株元
		1本 (細)	16	20	20	株元
06009	ホワイトアスパラガス缶詰	1缶	160	160		内容総量 250g
		L1本	25	25		
		M1本	12	12		
		S1本	7	7		
06010	さやいんげん	1パック	146	150	3	すじ及び両端
		1さや	7	7	3	すじ及び両端
06012	うど	1本	163	250	35	株元、葉、表皮
06014	山うど	1本	111	170	35	株元、葉、表皮
06015	えだまめ	枝つき1束	200	500	60	茎、さや
		1袋 (枝無し)	138	250	45	さや
		1さや	2	3	45	さや

①目安量・重量換算表   129

食品番号	食品名	目安単位	可食部重量(g)	目安重量(g)	廃棄率(%)	備考
06020	さやえんどう	1さや	2	2	9	すじ、両端
06023	グリンピース(さやつき)	1さや	4	8	55	さや
06025	冷凍グリンピース	大さじ1	14	14		
		小さじ1	5	5		
		10粒	4	4		
06032	おくら	1ネット(8〜12本)	85	100	15	へた
06036	かぶ(葉つき)	1束(5個)	130	200	35	根端及び葉全体
06048	西洋かぼちゃ	L1個	1,350	1,500	10	わた、種子及び両端
		M1個	1,170	1,300	10	わた、種子及び両端
06054	カリフラワー	L1個	900	1,000	50	茎葉
06061	キャベツ	L1個	1,275	1,500	15	しん
		M1個	1,020	1,200	15	しん
		葉1枚	50	50		
06065	きゅうり	L1本	118	120	2	両端
		M1本	98	100	2	両端
06072	きょうな	1株	1,700	2,000	15	株元
06077	クレソン	1束	43	50	15	株元
06078	くわい	中1個	16	20	20	皮、芽
06084	ごぼう	L1本	270	300	10	皮、葉柄基部、先端
		M1本	180	200	10	皮、葉柄基部、先端
06086	小松菜	1束(1把)	255	300	15	株元
06093	ししとうがらし	1パック(30枚)	90	100	10	へた
06095	しそ葉	1束(10枚)	10	10		
06096	しそ実(穂じそ)	1束(1袋)	198	200	1	茎など
06099	葉しょうが	親指大	2	3	40	基部、葉
06102	しょうが	1塊	18	30	20	皮
06103	しょうがすりおろし	大さじ1	12〜16	15〜20		
06103	しょうがみじん切り	大さじ1	17	17		
		小さじ1	6	6		
06103	しょうが汁	大さじ1	8	8		
		小さじ1	3	3		
06106	しろうり	1本	15	15		
06117	ぜり	1束	225	300	25	わた、両端
06119	セロリー	1本(茎8本)M	84	120	30	根、株元
06124	そらまめ(未熟豆)	1株	910	1,400	35	葉身及び表皮
06128	タアサイ	1株	5	25	80	さや、種皮
06128	かいわれ大根	1パック	188	200	6	株元、種皮
06132	大根	L1本	49	75	35	基部、根
		M1本	1,170	1,300	10	根端部及び葉柄基部
		S1本	900	1,000	10	根端部及び葉柄基部
06134	大根おろし	カップ1	200	200		
06149	たけのこ	大さじ1	18	18		
		L1個	600	1,200	50	竹皮、基部
		M1個	400	800	50	竹皮、基部
		S1個	200	400	50	竹皮、基部
06151	たけのこ水煮缶詰	中1本	50	50		
06153	玉ねぎ	L1個	282	300	6	皮(保護葉)、底盤部及び頭部
		M1個	188	200	6	皮(保護葉)、底盤部及び頭部
		S1個	113	120	6	皮(保護葉)、底盤部及び頭部
06157	たらのめ	1パック(7〜10個)	70	100	30	木質部、りん片
06160	チンゲンサイ	1株	85	100	15	しん
06173	とうがん(グリーン)	1個	2,450	3,500	30	果皮、わた、へた
06175	とうもろこし	1本	700	1,000	30	包葉、めしべ、穂軸
06179	コーン缶詰(クリーム)	大1缶	435	435		
		小1缶	230	230		

食品番号	食品名	目安単位	可食部重量(g)	目安重量(g)	廃棄率(%)	備考
06180	コーン缶詰(ホール)	大1缶	275	275		内容総量435g
		小1缶	145	145		内容総量230g
06182	トマト	大さじ1	16	16		
		小さじ1	6	6		
		L1個	213	220	3	へた
		M1個	165	170	3	へた
		S1個	136	140	3	へた
06183	ミニトマト	L1個	15	15	2	へた
		M1個	10	10	2	へた
06185	トマトジュース	100mL	*103	*103		
06186	トマトミックスジュース	100mL	*103	*103		
06191	なす	L1個	81	90	10	へた
		M1個	72	80	10	へた
		S1個	63	70	10	へた
06191	長なす	1個	117	130	10	へた
06193	こなす	1個	27	30	10	へた
06201	なばな	1束	350	500	30	株元
06207	にら	1束	200	200		
06212	人参	L1本	95	100	5	株元及び葉柄基部
		M1本	243	250	3	根端及び葉柄基部
		S1本	146	150	3	根端及び葉柄基部
06217	人参ジュース	100mL	*103	*103		
06223	にんにく	1カケ	6	6	8	茎、りん皮、根盤部
06226	根深ねぎ	1本	60	100	40	株元、葉緑部
06226	根深ねぎみじん切り	大さじ1	9	9		
		小さじ1	3	3		
06228	こねぎ	1束	99	110	10	株元
06228	こねぎ小口切り	5本	18			
		大さじ1	5	5		
		小さじ1	2	2		
06233	白菜	大1個	1,880	2,000	6	株元
		小1個	940	1,000	6	株元
06239	パセリ	1束	180	200	10	茎
		1枝	54	60	10	茎
06239	パセリみじん切り	大さじ1	3	3		
		小さじ1	1	1		
06240	はつか大根	1袋	11	15	25	根端、葉、しん及び種子
06245	ピーマン	1袋	128	150	15	へた、しん及び種子
06256	ふき	1個	34	40	15	へた、しん及び種子
		M1個	26	30	15	へた、しん及び種子
		S1個	17	20	15	へた、しん及び種子
06258	ふきのとう	1パック(8〜10個)	60	100	40	葉、表皮
06263	ブロッコリー	大さじ1	103	105	2	花茎
06267	ほうれん草	M1個	150	300	50	茎葉
06274	切りみつば	大1束	125	250	50	茎葉
06276	糸みつば	1パック	270	300	10	株元
06278	みつば	1束	75	75		
06280	芽キャベツ	1束	195	300	35	根及び株元
06283	もやし(アルファルファ)	1個	92	100	8	株元
06286	もやし(大豆)	1パック	97	100	3	花茎
06287	もやし(ブラックマッペ)	M1個	10	10		
06289	もやし(緑豆)	L1個	5	5		
06296	ゆり根	1パック	100	100		
06305	らっきょう	1袋	192	200	4	種皮、損傷部
06305		1袋	248	250	2	種皮、損傷部
06307	エシャロット	1個	243	250		
		1束(8〜10個)	63	70	15	根、りん片両端
			5	6		
		1束(8〜10個)	60	100	40	株元、緑葉部

食品番号	食品名	目安単位	可食部重量(g)	廃棄率(%)	備考
06312	レタス	M1個	490	2	株元
06313	サラダ菜	1株(15枚)	90	10	株元
06315	サニーレタス	L1個	282	6	株元
06317	れんこん	1節	240	20	節部及び皮
06320	わけぎ	1束	144	4	株元
06324	わらび(生)	5本	71	6	基部

7. 果実類 目安量・重量換算表

食品名	目安単位	可食部重量(g)	目安重量(g)	廃棄率(%)	備考
オリーブピクルス・スタッフド	1個	3	3		
温州みかん缶詰	大1缶	234	234		内容総量425g
	小1缶	170	170		内容総量295g
パインアップル缶詰	1ケ	4〜8	4〜8		
桃缶詰(白桃)	1切れ	35	35		
桃缶詰(黄桃)	1/2割	50	50		
	1/2割	40	40		
干し柿	1個	37	40	8	種子及びへた
ドライプルーン	1個	8	8		
干しぶどう	1カップ	160	160		
	大さじ1	12	12		
ゆず(全果)	1個	70	70		全果に対する果皮分40%全果に対する果汁分25%
レモン(全果)	1個	116	120	3	種子及びへた果汁分30%
レモン(果汁)	大さじ1	15	15		1個分17.5g
いちご	L1個	11	11	2	へた及び果柄
	M1個	9	9	2	へた及び果柄
	S1個	7	7	2	へた及び果柄
いちじく	L1個	85	100	15	果皮、果柄
	M1個	64	75	15	果皮、果柄
柿	L1個	218	240	9	果皮、果柄及びへた
	M1個	182	200	9	果皮、果柄及びへた
	S1個	164	180	9	果皮、果柄及びへた
キウイフルーツ	1個	102	120	15	果皮及び果柄
さくらんぼ(国産)	1個	5	6	10	種子及び果柄

9. 藻類 目安量・重量換算表

食品名	目安単位	目安重量(g)	備考
青のり	大さじ1	2.5	
焼きのり	1枚	3	9×3.5cm
味付けのり	1袋(12切5枚)	1.5	
	1袋(8切8枚)	3	9×5cm
削り昆布	大さじ1	10	
カットわかめ	小さじ1	1	
角寒天	1本(25cm)	8	
のり佃煮	大さじ1	20	
ところてん	1パック(1人前)	150	醤油・酢・砂糖など
ところてんたれ	1パック(1人前)	18	(内容量100g・醤油・酢・砂糖など)
味付もずく	1パック(1人前)	70	たれ砂糖など

果実類(続き)

食品名	目安単位	可食部重量(g)	目安重量(g)	廃棄率(%)	備考
いよかん	1個	150	250	40	果皮、じょうのう膜及び種子
うんしゅうみかん	L1個	108	135	20	果皮
	M1個	88	110	20	果皮
	S1個	48	60	20	果皮
	L1個	101	135	25	果皮及びじょうのう膜
	M1個	83	110	25	果皮及びじょうのう膜
	S1個	45	60	25	果皮及びじょうのう膜
オレンジ	1個	114	190	40	果皮、じょうのう膜及び種子
きんかん	1個	10	10	6	種子及びへた
グレープフルーツ	1個	315	450	30	果皮及びじょうのう膜
夏みかん	1個	165	300	45	果皮、じょうのう膜及び種子
はっさく	1個	163	250	35	果皮、じょうのう膜及び種子

8. きのこ類 目安量・重量換算表

食品名	目安単位	可食部重量(g)	目安重量(g)	廃棄率(%)	備考
きくらげ(乾)	1個	1	1		
しいたけ(乾)	1個	2	2	20	柄全体
えのきたけ	1袋	85	100	15	柄の基部(いしづき)
しいたけ(生)	1枚(トレー)	95	100	5	柄の基部(いしづき)
	M1個	16	17	5	柄の基部(いしづき)
	L1個	12	13	5	柄の基部(いしづき)
しめじ	1袋(トレー)	75	100	25	柄の基部(いしづき)
(ぶなしめじ)	L1個	13	17	25	柄の基部(いしづき)
	M1個	10	13	25	柄の基部(いしづき)
なめこ	大1パック	180	200	10	
	小1パック	90	100	10	
ひらたけ	1パック	92	100	8	柄の基部(いしづき)
まいたけ	1パック	90	100		
マッシュルーム(生)	1パック	95	100	5	柄の基部(いしづき)
柿	L1個	14	15	5	柄の基部(いしづき)
マッシュルーム(水煮缶)	M1個	10	10		
まつたけ	中1個	29	30	3	柄の基部(いしづき)

10. 魚介類 目安量・重量換算表

食品名	目安単位	可食部重量(g)	目安重量(g)	廃棄率(%)	備考
あこうだい	1切れ(切り身)	80	80		
あじ	1尾(中)	54	120	55	頭部、内臓、骨、ひれなど
あじ開き干し	1枚(中)	78	120	35	頭部、骨、ひれなど
いさき	1尾(中)	138	250	45	頭部、内臓、骨、ひれなど
いぼだい	1尾	66	120	45	頭部、内臓、骨、ひれなど
ぬぼじ	1尾	13	15	15	頭部、骨、ひれなど
しらすぼし(微乾燥品)	大さじ1	7	5		
しらすぼし(半乾燥品)	大さじ1	5	5		
たたみいわし	1枚(10×13cm)	5	5		
うなぎかば焼	1人前	100	100		
干しかれい	1枚(25cm)	84	140	40	頭部、骨、ひれなど
塩さけ	1切れ(切り身)	80	80		尾
イクラ	大さじ1	17	17		
さんま	1尾	98	140	30	頭部、骨及び尾
ししゃも生干し	1尾	14	15	10	頭部及び尾
たらこ	1腹(9cm)	〜100	〜20	10	尾
でんぶ	大さじ1	6	6		

①目安量・重量換算表

11. 肉類 目安量・重量換算表

食品名	目安単位	可食部重量(g)	目安重量(g)	廃棄率(%)	備考
ロースハム	1枚	20	20		
ベーコン	超薄切り1枚	10	10		
ウインナー	大1本	17	17		
	中1本	40	40		
	小1本	20	20		
フランクフルト	1本	9	9		
コンビーフ	1缶	60	60		
鶏肉・ささ身	1本	43	45	5	すじ
鶏肉・手羽先（ウィング）	1本	20	55	64	骨
鶏肉・手羽元（ドラムスティック）	1本	30	50	40	骨
粉ゼラチン	カップ1	130	130		
	大さじ1	9	9		
	小さじ1	3	3		

12. 卵類 目安量・重量換算表

食品名	目安単位	可食部重量(g)	目安重量(g)	廃棄率(%)	備考
鶏卵（全卵）	L1個	55	65	15	付着卵白を含む卵殻
		57	65	13	付着卵白を含む卵殻
鶏卵（全卵）	M1個	43	50	15	付着卵白を含む卵殻
		44	50	13	卵殻
鶏卵（卵黄）	1個	17	17		
鶏卵（卵白）	1個	28	28		
うずら卵	1個	35	35		
鶏卵水煮缶詰	1個	13	15	15	卵殻
うずら卵水煮缶詰	1個	13	15	12	卵殻
ピータン（あひる卵）	1個	8	8		泥状物及び卵殻
		36	65	45	
		55	65	15	

13. 乳類 目安量・重量換算表

食品名	目安単位	目安重量(g)	備考
普通牛乳	1L	*1,030	成分表の備考欄では100mL=103g
	500mL	*515	
	200mL	*206	
	大さじ1	15	
	小さじ1	5	
加工乳濃厚	200mL	*208	
加工乳低脂肪	200mL	*208	
脱脂乳	200mL	*208	
乳飲料コーヒー	200mL	*210	
乳飲料フルーツ	200mL	*210	
脱脂粉乳	カップ1杯	90	
	大さじ1	6	
	小さじ1	2	
生クリーム	カップ1杯	*210	
	大さじ1	15	
	小さじ1	5	
コーヒーホワイトナー液状	カップ1入り	5	
	カップ入り	3	
コーヒーホワイトナー粉末	大さじ1	5	
	小さじ1	1	
	ティースプーン山盛り1	2	
ヨーグルト（全脂無糖）	大1個	500	プレーンタイプ
ヨーグルト（加糖）	ミニカップ1個	70	
	カップ1個	100	
	カップ1個	130	
ヨーグルトドリンク	（紙パック細長タイプ）240mL	*259	
	125mL	*135	発酵乳
乳酸菌飲料（乳製品）	65mL	*70	
乳酸菌飲料（非乳製品）	200mL（紙パック普通）100mL	*216	
		*108	
乳酸菌飲料殺菌乳製品	80mL（紙パック小）	*86	
	100mL	*124	
粉チーズ（パルメザン）	カップ1杯	90	
	大さじ1杯	6	
	小さじ1杯	2	
プロセスチーズ	6Pチーズ1個	25	
	スライス1枚	18	
アイスクリーム	カップ1個	*105	
	ミニカップ1個（120mL）	62	
ラクトアイス	カップ1個	80	
	バータイプ	90	
	小1個	50	
アイスキャンデー	バータイプ普通	50	
	バータイプ小1個	30	*比重考慮

15. 菓子類 目安量・重量換算表

食品名	目安単位	目安重量(g)	備考
キャンデー	1個	3～5	
キャラメル	1個	5	
チョコレートミルク（板チョコ）	1枚	50	
アーモンドチョコ	1粒	5	
チョコレート	1個	75	
アップルパイ	1個	100	
あんパン	小1個	65	
クリームパン	ミニ1個	35	1袋6～7個入り
	1個	60	
	ミニ1個	35	1袋6～7個入り
ジャムパン	1個	100	
チョココロネ	1個	80	
デニッシュペストリー	1個	50～100	
スナック（小麦粉あられ）	1袋	90	
スナック（コーン系）	1袋	25	
ポテトチップス	1袋	80	
ウエハース	1枚	90	
ビスケット（ハード）	1個	2.5	
ビスケット（ソフト）	1枚	6	
中華風クッキー	1個	10	
クラッカー（オイルスプレー）	1枚	40	
クラッカー（ソーダ）	1枚	3.3	
パイ	1枚（長）	6	
	1枚（短）	14	
プレッツェル	1箱	6	
衛生ボーロ	10粒	90	
マロングラッセ	1個	1.5	
カステラ	1切れ	5	
ショートケーキ	特大1切れ	20	
	大1切れ	50	
マドレーヌ	1個	140	
シュークリーム（バタークリーム）	1個	100	
		85	
ゼリー・オレンジ	1個	70～100	
ゼリー・コーヒー	1個	25	
ゼリー・ミルク	1個	35	
ゼリー・ワイン	1個	65	
ワッフル・カスタード	1個	60	
カスタードプリン	小1個	130	
ピーナッツ	1個	90	
南部煎餅・ごま	1枚	100	
南部煎餅・ピーナッツ	1枚	80	
揚げせんべい	1枚	50	
塩せんべい	1枚	40	
薄焼きせんべい	大1枚	10～15	
今川焼き	1枚	5	3連タイプ
たい焼き	大1枚	24	
	1個	1.7	
	1個	90	
	1個	100	

魚介類

食品名	目安単位	可食部重量(g)	目安重量(g)	廃棄率(%)	備考
かずのこ・塩蔵（水戻し）	1本	10	10		
あさり（殻付き）	大1個	5	12	60	貝殻
	中1個	3	8	60	貝殻
しじみ	1カップ	52	208	75	貝殻
かき	1個	2	3		
	むき身1個	15	15～20		
はまぐり（殻付き）	1個	20	20～60	60	貝殻
あまえび	1尾（殻付き）	60	60～150	60	貝殻
いせえび（正味）	1尾	3	3～5		
	1尾	60	200	70	頭部、殻、尾部など
くるまえび（殻付き・大中）	1尾	~90	~300		
さくらえび（素干し）	1尾	32	70	55	頭部、殻、内蔵
	大さじ1	4	4		
大正えび	1尾（有頭・大）	27	60	55	頭部、殻、内蔵
	1尾（無頭・小）	20	20		
芝えび	1尾（有頭）	4	8	50	頭部、殻、内蔵
ブラックタイガー	1尾	~5	~10		
かつお削り節	1袋（有頭・大）	11	25	55	
鮭水煮缶詰	大1袋	180	180		
	小1缶	90	90		
ツナ缶	大1缶	165	165		
	小1缶	80	80		
かに風味かま	1本	15	15		
ぼこ	1本	145	145		
かまぼこ	大1本	95	95		
竹輪	中1本	30	30		
	1切れ（2cm）	30	30		
だて巻	1個	20	20		
つみれ	大1枚	120	120		
はんぺん	小1枚	60	60		
魚肉ソーセージ	大1本	90	90		箱入り、子ども向け
	小1本	14	14		

食品名	目安単位	目安重量 (g)	備考
かしわもち	1 個	80	
草もち	1 個	50	
桜餅関東	1 個	50	
桜餅関西	1 個	50	道明寺種
大福もち	1 個	100	
くし団子あん	1 本	80	
くし団子しょうゆ	1 本	80	たれ付き
どらやき	1 個	80	
あん入り生八つ橋	1 個	25	
ねりきり	1 個	45	
蒸しまんじゅう	1 個	45	
あんまん	大 1 個	150	
	1 個	100	
肉まん	大 1 個	150	
	1 個	100	
練りようかん	1 切れ	50	
水ようかん（缶詰）	1 個	80	

16. し好飲料類　目安量・重量換算表

食品名	目安単位	目安重量(g)
日本酒	1 合	180
ビール	小缶（135 mL）	＊136
	小缶（250 mL）	＊253
	普通缶（350 mL）	＊354
	大缶（500 mL）	＊505
	大瓶 1 本（633 mL）	＊639
	大ジョッキ 1 杯（500 mL）	＊505
	中ジョッキ 1 杯（400 mL）	＊404
	小ジョッキ 1 杯（250 mL）	＊253
ワイン	ワイングラス 1 杯	80
ウイスキー	シングル 1 杯	＊29
	100 mL	＊95.2
焼酎	100 mL（35 度）	＊95.8
	100 mL（25 度）	＊97.0
抹茶（粉末）	カップ 1 杯	110
	大さじ 1 杯	6
	小さじ 1 杯	2
昆布茶（粉末）	ティースプーン 1 杯	4
	小さじ 1 杯	2
インスタントコーヒー（粉末）	大さじ 1 杯	3
	ティースプーン山盛り 1 杯	2
	小さじ 1 杯	1
ココア（粉末）	カップ 1 杯	90
	大さじ 1 杯	6
	小さじ 1 杯	2
ミルクココア（粉末）	大さじ 1 杯	6
	ティースプーン山盛り 1 杯	4
	小さじ 1 杯	2
	ティースプーン 1 杯	2
その他の缶飲料	500 mL 缶	500
	350 mL 缶	350
	250 mL 缶	250
	195 mL 缶	195
	165 mL 缶	165
ペットボトル飲料	500 mL	500
	350 mL	350
本みりん	100 mL	＊117
本直しみりん	100 mL	＊103
みりん風調味料	100 mL	＊126

＊比重考慮

②調味料・油脂・砂糖類　目安量・重量換算表

目安単位 / 食品名	小さじ 1 目安重量 (g)	大さじ 1 目安重量 (g)	カップ 1 目安重量 (g)	目安単位	目安重量 (g)	参考
上白糖	3	9	130	1 つまみ	0.2	
グラニュー糖	4	12	180	スティック 1 本	6	
				スティック 1 本	3	
ざらめ	5	15	200			
角砂糖				1 個	4～5	
水あめ・はちみつ	7	21	280			
ジャム	7	21	250			
マーマーレード	7	21	270			
油	4	12	180			
バター	4	12	180			塩分：有塩－ 1.9 %, 発酵－ 1.3 %
マーガリン(ソフトタイプ)	4					
(ファットスプレッド)	5					
ラード	4	12	170			
ショートニング	4	12	160			
ワイン	5	15	200			
酒	5	15	200	1 合	180	
本みりん	6	18	230			
みりん風調味料	6	19	250			塩分 0.2 %
しょうゆ	6	18	236	1 かけ	3～5	塩分：濃口－ 14.5 %, 薄口－ 16.0 %, 減塩－ 7.9 %
				小袋（5 mL）	6	
食塩・精製塩	6	18	240	1 つまみ	0.5～1.5	
				1 ふり	0.1～1	
天然塩・並塩《粗塩》	5	15	180			
みそ	6	18	230			塩分：甘みそ－ 6.1 %, 淡色辛みそ－ 12.4 %, 赤色辛みそ－ 13 %, 麦みそ－ 10.7 %, 豆みそ－ 10.9 %, 減塩みそ－ 6.1 %
酢	5	15	200			
ウスターソース	6	17		1 かけ	5	塩分 8.4 %
中濃ソース	6	17				塩分 5.8 %
濃厚ソース	6	17				塩分 5.6 %
トマトピューレ	5	15	210			塩分 0.4 %
トマトケチャップ	5	15	230	1 かけ	6	塩分 3.3 %
				スティック 1 本	12	
マヨネーズ	4	12	190	1 かけ	5	塩分：卵黄型－ 2.3 %
				スティック 1 本	12	全卵型－ 1.8 %
分離型ドレッシング	6	17				塩分 3.0 %
ノンオイルドレッシング	5	15				塩分 7.4 %
カレー粉	2	6	80			
カレールウ				1 皿分	20	塩分 10.7 %
マーボー豆腐の素				1 袋	140	
ミートソース				1 缶	295	
練りからし	6					
練りわさび	6					
顆粒風味調味料［和風だしの素］				1 袋	9	塩分 40.6 %
固形コンソメ				1 個	5	塩分 43.2 %
ガラスープの素（顆粒）	3	9				塩分 42.0 %
オートミール	2	6	80			
小麦粉（薄力粉・強力粉）	3	9	110			
生パン粉・パン粉	1	3	40			
片栗粉（じゃがいもでんぷん）	3	9	130			
コーンスターチ	2	6	100			
上新粉	3	9	130			
道明寺粉	4	12	160			
ごま	3	9	130			
練りごま	5	15	210			
粉ゼラチン	3	9	130			
ベーキングパウダー	4	12	150			

③調味料の割合・吸油率表

【和え物】

素材重量 *1 100 g に対する重量割合（%）

種類	調理前の素材重量に対する塩分パーセント	17007 しょうゆ	17045 みそ	17012 塩	3003 砂糖	17015 酢	その他
おひたし	0.8 %	6					
からし和え，わさび和え	0.8 %	6					わさびからし省略
ごま和え	0.8 %	6			3		ごま 3
ピーナッツ和え	0.8 %	6					ピーナッツ 8
三杯酢和え	0.8 %	6			2	5	
甘みそ和え	1.0 %		8		4		
酢みそ和え	1.0 %		8		4	8	
酢のもの	0.8 %			0.8	5	8	
マヨネーズ和え	0.8 %			0.5			マヨネーズ 15
白和え *2	1.0 %	4		1	10		とうふ 50　ごま 15

食品番号：とうふ 4034，ごま 5018，ピーナッツ 5035，マヨネーズ 17043

[煮物]

種類	素材重量に対する塩分パーセント	17007 しょうゆ	17012 塩	17045 みそ	3003 砂糖	14006 油	備考
煮物 1.2%塩分（通常）	1.2%	8	0.8		3		しょうゆと塩の割合は，適宜考慮可 酒 省略可
煮物 3%塩分（濃い）	3.0%	21	0.5		5		しょうゆと塩の割合は，適宜考慮可 酒 省略可
佃煮	6.0%	42	1.0		0～8		
煮物，炒め煮	1.0%	7	0.8		3	3	しょうゆと塩の割合は，適宜考慮可 酒 省略可
みそ煮	1.5%		0.6	12	5		

食品番号：みりん 16025

[炒め物・焼き物]

種類	素材重量に対する塩分パーセント	17007 しょうゆ	17012 塩	17045 みそ	3003 砂糖	14006 油	その他
炒め物，ソテー	0.8%		0.6			5	
中華八宝菜（片栗粉あん）	1.0%	3				7	片栗粉 4
塩焼き	1.0%		1.0				
照り焼き	1.0%	7			3		みりん 10
みそ焼き	1.0%			8	8		
バター焼き	0.9%		0.8				バター 7
ムニエル	0.8%		0.8			2	小麦粉 5
卵だし巻き	0.6%	0.6	0.6			2	
卵厚焼き					5		

食品番号：小麦粉 1015，片栗粉（じゃがいもでんぷん）2034，バター 14017，マーガリン 14020，みりん 16025
ソース・しょうゆなどの卓上調味料の使用に注意

[揚げ物]

種類	「素材＋衣」100 g に対する塩分パーセント	17012 塩	17007 しょうゆ	17015 酢	3003 砂糖	14006 油	素材重量 *1 100 g に対する下味 *3 と衣材料の重量割合 (%)			
							1015 小麦粉	12004 卵	1079 パン粉	
素揚げ	0.6%	0.6	0.6			10%				
唐揚げ，衣揚げ	1.0%	0.6	0.6			10%	5	5		
唐揚げ（しょうゆ味）	1.0%		4			10%	5	5		
天ぷら	1.0%		0.6			10%	8	8		
フライ，厚い衣（かき揚など）	1.5%		0.6			15%	5	8	5	
フライ，厚い衣（単カツなど）	1.5%		0.6			15%	8	8	8	

ソース・しょうゆなどの卓上調味料の使用に注意
天ぷらなどの吸油量は，素材と衣の合計重量に吸油率を乗じる

[ご飯もの]

種類	「めし+具」に対する塩分パーセント	17012 塩	17007 しょうゆ	17015 酢	3003 砂糖	14006 油	備考
混ぜ御飯	0.6%	0.6					酒 省略可
混ぜ御飯	1.0%	0.4	4				しょうゆと塩の割合は，適宜 考慮する，酒 省略可
ピラフ，チャーハン	1.0%	1				7	しょうゆと塩の割合は，適宜 考慮する，酒 省略可
寿司飯用合わせ酢 *4	0.5%	0.5		5	3		
冷やし中華汁 *5	0.6%		4	3		1	

「めし+具」100 g に対する重量割合 (%)

[コけだれ・めん類の汁]

たれ・麺類の汁 100 mL 中の重量割合 (%)

種類	出来上がり 100 mL 中の塩分パーセント	17007 しょうゆ	17015 酢	17045 みそ	17027 コンソメ	その他
ポン酢	7.3%	50	50			ごま 24，砂糖 12，酒 18
しゃぶしゃぶごまだれ	4.6%	32				ごま 5018，砂糖 12，めんつゆストレート 100
つけめん汁	3.3%					めんつゆストレート 100
かけうどん，そば汁	2.3%					めんつゆストレート 70
ラーメン汁	2.2%			5		
みそラーメン汁	2.3%			3		

食品番号：砂糖 3003，酒 16001，めんつゆストレート 17029

[汁物]

具を含めない汁 100 mL に対する重量割合 (%)

種類	具を含めない汁 100 mL に対する塩分パーセント	17007 しょうゆ	17045 みそ	17012 塩	その他	備考
すまし汁	0.6%	3		0.1		しょうゆと塩の割合は，適宜考慮する
すまし汁	0.8%	5				しょうゆと塩の割合は，適宜考慮する
みそ汁	0.8%		6			
みそ汁	1.0%		8			
みそ汁	1.2%		10			
茶碗蒸しの卵液	0.8%	5			卵 25	しょうゆと塩の割合は，適宜考慮する
コンソメスープ	0.6%				固形コンソメ 1	

食品番号：卵 12004，コンソメ 17027
みそ汁 1 杯分の標準量は汁 150 mL＋具は約 50 g（容量と重量の比重はおよそ「1」）

*1 「ゆで」「水戻し」などの調理後重量に対して，調味料の重量を推定する場合は，調理による重量変化に注意する
*2 日常元は，素材と和え衣の合計重量に対する塩分パーセントである
*3 素材に下味が必要なときの割合
*4 「めし」100 g に対する重量割合 (%)
*5 冷やし中華汁は「ゆでめん」100 g に対する重量割合 (%)

公衆栄養学実習 索引

英数

2群の比較	111
3群以上の多重比較	119
2×2分割表	98, 102
24時間思い出し法	40
95%信頼区間	103
Act	1, 124
AI : adequate intake	79
ANOVA : analysis of variance	119
AVERAGE : 平均値	84
BMR : basal metabolic rate	71
Check	1, 5, 124
CHITEST : カイ2乗検定	99
CiNii : Citation Information by NII	8, 10
CORREL : 相関係数	108
CV : coefficient of variation	15
DIT : diet induced thermogenesis	72
Do	1, 5, 124
DRI : dietary reference intakes	77
EAR : estimated average requirement	77
EBN : evidence based nutrition	1
FFQ : food frequency questionnaire	54
F検定［関数：FTEST］	114
FTEST : F検定	
MET : metabolic equivalent	71
NCBI : National Center for Biotechnology Information	8
NII : National Institute of Informatics	8
OR : odds ratio	102
PAL : physical activity level	71, 72
PDCA	1, 124
Plan	1, 3, 124
PubMed	8, 125
p値	89
r（相関係数）	106
R^2（決定係数）	106
RAND : 乱数発生	25
RDA : recommended dietary allowance	77
SD : standard deviation	82, 89
SE : standard error of mean	90
STDEV : 標準偏差	84
TEE : total energy expenditure	71, 72
TTEST : t検定	86, 112, 115
Tukey法	119
t検定［関数：TTEST］	86, 111
UL : tolerable upper intake level	79
χ^2検定［関数：CHITEST］	98
Z検定	21
Z値	21

ア

アメリカ国立医学図書館	8
アンケート→質問票	
医学中央雑誌（医中誌）	8, 10
いも及びでん粉類目安量・重量換算表	129
インフォームドコンセント	3, 29
引用文献	128
栄養価計算	48
栄養素摂取量	40, 54
栄養調査	39
栄養調査日数	15
疫学研究に関する倫理指針	29
エネルギー消費量測定	71
エビデンス	1
エラー値	96
横断研究	12, 20
オッズ比（OR）	102

カ

カイ2乗検定［関数：CHITEST］	98, 99
回帰直線	105, 106
改善	1, 124
回答項目	65, 68
介入群	12, 113
介入研究	12, 13, 22, 111
果実類目安量・重量換算表	131
荷重平均成分表	59
菓子類目安量・重量換算表	132
仮説	64
片側検定	90
間隔尺度	68
観察研究	12
観測値	98
関与率	108
聞き取り	41
棄却検定	106
基準体重	72
基礎代謝基準値	71, 74
基礎代謝量（BMR）	71
期待値	98
きのこ類目安量・重量換算表	131
吸油率表	133
供給栄養素量	57
供給率	57
魚介類目安量・重量換算表	131
許容誤差範囲	18
寄与率	57, 108
キーワード	8, 125
グラフ化	84
クロスオーバー法	13
クロス表	98
計画	1, 3, 124
結果	127
決定係数	108
研究計画	7, 124
研究計画書	28, 31
研究デザイン	3, 12, 31
研究テーマ	3, 31, 64
検定	86, 98
考察	127
交叉法	13
公衆栄養学研究	1
国民健康・栄養調査	17
国立情報学研究所（NII）	8
穀類目安量・重量換算表	129
個人情報の保護に関する法律	29
個人内変動	15
コーディング	45
コード化	93
コントロール群→対照群	

サ

座位安静時代謝量（MET）	71, 72
サイニィ	8, 10
砂糖類目安量・重量換算表	133
散布図	105
サンプル	12, 19
サンプルサイズ	3, 12, 19
サンプル抽出法	3, 24
し好飲料類目安量・重量換算表	133
実施	1, 5, 124
実測値	98
実測法	50
質的データ	68
質問項目	65, 67
質問票	63, 91
尺度	68
謝辞	128
習慣的摂取量	15, 18, 54
従属変数	64, 105
縦断研究	12
集落抽出法	26

重量化	45	耐容上限量（UL）	79	平均値［関数：AVERAGE］	82, 84, 89
種実類目安量・重量換算表	129	多重比較	119	平均値の比較	111, 119
順序尺度	68	卵類目安量・重量換算表	132	平行法	13
食事記録メモ	40	調査日数	3, 15	ヘルシンキ宣言	29
食事記録用紙	42	調味料の割合	133	偏差	89, 106
食事摂取基準（DRI）	77	調味料目安量・重量換算表	133	偏差平方	89, 106
食事調査	39	散らばり	83	偏差平方和	89, 106
食事誘導性産熱（DIT）	72	データ処理	81	変数	64, 92, 98, 105
食品群別リスト	59	データチェック	96	変動係数（CV）	15
食品写真集	44	データベース	91	棒グラフ	84
食品番号化	45	テーマ	3, 31, 64	方法	126
食品番号表	129	テューキー法	119	母集団	19, 24
食物摂取頻度調査法（FFQ）	54	点検	1, 5, 124	ポーションサイズ	54, 55
処置	1, 124	統計ソフト	103, 119	**マ**	
序論	125	等分散	113, 119		
身体活動	73	得点化	94	豆類目安量・重量換算表	129
身体活動レベル（PAL）	71, 72	独立変数	64, 105	無作為抽出	24
信頼性試験	54, 58	**ナ**		名義尺度	68
信頼度係数（Z_a）	21			メッツ	71
推奨量（RDA）	77	肉類目安量・重量換算表	132	メッツ表	73
推定平均必要量（EAR）	77	日本食品標準成分表	45, 55	目安量（摂取した）	43
スチューデントのt検定	86	日本人の食事摂取基準	77	目安量（AI）	79
生活活動時間調査	71	乳類目安量・重量換算表	132	目安量・重量換算表	129
正規分布	21, 113	**ハ**		**ヤ，ラ，ワ**	
生物工学情報センター（NCBI）	8				
世界医師会総会	29	外れ値	106	野菜類漬物目安量・重量換算表	129
積算平均摂取量	17	パブメド	8	野菜類目安量・重量換算表	129
積和	106	ばらつき	83, 89	有意差	87, 89
摂取頻度	54	評価	1, 5, 124	有意差検定	82, 86
全数調査	19	標準誤差（SE）	90	油脂目安量・重量換算表	133
総エネルギー消費量（TEE）	71, 72	標準偏差（SD）［関数：STDEV］	82, 84, 89	要旨	125
層化抽出法	26	標本	12, 19, 24	乱数［関数：RAND］	24, 25
相関係数（r）［関数：CORREL］	105, 106, 108	標本数	12, 19	ランダムサンプリング	24
相関係数の強さ	109	秤量記録法	50	両側検定	87
藻類目安量・重量換算表	131	比率尺度	68	量的データ	68
タ		フェイスシート	65, 66	理論値	98
		フードモデル	44	臨床研究に関する倫理指針	29
対応のある2群の比較	87, 111	プロトコール	124	倫理審査委員会	29, 126
対応のない2群の比較	113, 115	文献検索	8, 125	倫理審査申請書	3, 29
対照群	12	分散	89	倫理の原則	28
タイトル	125	分散分析（ANOVA）	119	レフリー制度	6, 123
タイムスタディ	71	分布図	90	論文検索	8, 125
				論文作成	5, 123

編者紹介

金田　雅代（かねだ　まさよ）
- 1965年　稲沢女子短期大学卒業
　　　　　岐阜県多治見市管理栄養士，文部科学省スポーツ青少年局学校健康教育課学校給食調査官，女子栄養大学短期大学部教授を経て
- 現　在　女子栄養大学　名誉教授

郡　俊之（こおり　としゆき）
- 1992年　徳島大学医学部栄養学科卒業
- 1994年　徳島大学大学院栄養学研究科博士前期課程修了
- 現　在　甲南女子大学医療栄養学部医療栄養学科　准教授

酒井　徹（さかい　とおる）
- 1990年　徳島大学医学部栄養学科卒業
- 1995年　徳島大学大学院栄養学研究科博士後期課程修了
- 現　在　徳島大学大学院ヘルスバイオサイエンス研究部　教授

山本　茂（やまもと　しげる）
- 1968年　徳島大学医学部栄養学科卒業
- 1970年　コロンビア大学医学部国際栄養学科修士課程修了
- 現　在　十文字学園女子大学大学院人間生活学研究科　教授

NDC 590　142 p　30 cm

栄養科学シリーズNEXT

公衆栄養学実習（こうしゅうえいようがくじっしゅう）

2011年10月10日　第1刷発行
2019年2月10日　第6刷発行

編　者　金田雅代・郡　俊之・酒井　徹・山本　茂
発行者　渡瀬昌彦
発行所　株式会社　講談社
　　　　〒112-8001　東京都文京区音羽2-12-21
　　　　　販　売　(03)5395-4415
　　　　　業　務　(03)5395-3615

編　集　株式会社　講談社サイエンティフィク
　　　　代表　矢吹俊吉
　　　　〒162-0825　東京都新宿区神楽坂2-14　ノービィビル
　　　　　編　集　(03)3235-3701

印刷所　半七写真印刷工業株式会社
製本所　大口製本印刷株式会社

落丁本・乱丁本は，購入書店名を明記のうえ，講談社業務宛にお送りください．送料小社負担にてお取替えします．なお，この本の内容についてのお問い合わせは講談社サイエンティフィク宛にお願いいたします．
定価はカバーに表示してあります．

© M. Kaneda, T. Kohri, T. Sakai and S. Yamamoto, 2011

本書のコピー，スキャン，デジタル化等の無断複製は著作権法上での例外を除き禁じられています．本書を代行業者等の第三者に依頼してスキャンやデジタル化することはたとえ個人や家庭内の利用でも著作権法違反です．

JCOPY 〈(社)出版者著作権管理機構　委託出版物〉
複写される場合は，その都度事前に(社)出版者著作権管理機構(電話 03-3513-6969，FAX 03-3513-6979，e-mail : info@jcopy.or.jp)の許諾を得てください．
Printed in Japan

ISBN978-4-06-155355-2

栄養科学シリーズ NEXT

公衆栄養学 第6版
酒井 徹/郡 俊之・編
B5・予224頁・本体(予)2,800円(税別)
ISBN 978-4-06-514067-3
近刊

給食経営管理論 第4版
幸林 友男/曽川 美佐子/神田 知子/
市川 陽子・編
B5・予272頁・本体(予)3,000円(税別)
ISBN 978-4-06-514066-6
近刊

調理学実習 第2版
大谷 貴美子/饗庭 照美/松井 元子/
村元 由佳利・編
B5・予176頁・本体(予)2,800円(税別)
ISBN 978-4-06-514095-6
近刊

分子栄養学
宮本 賢一/井上 裕康/桑波田 雅士/金子 一郎・編
B5・235頁・本体3,200円(税別)
ISBN 978-4-06-155397-2
新刊

医療概論
河田 光博/小澤 一史/渋谷 まさと・編
B5・176頁・2,400円(税別)
ISBN 978-4-06-155396-5

栄養教育論 第4版
笠原 賀子/斎藤 トシ子・編
B5・215頁・本体2,800円(税別)
ISBN 978-4-06-155398-9
新刊

食品加工・保蔵学
海老原 清/渡邊 浩幸/竹内 弘幸・編
B5・207頁・本体2,600円(税別)
ISBN 978-4-06-155395-8

基礎調理学
大谷 貴美子/松井 元子・編
B5・175頁・2,600円(税別)
ISBN 978-4-06-155394-1

健康管理概論 第3版
東 あかね/關戸 啓子/久保 加織・編
B5・191頁・2,600円(税別)
ISBN 978-4-06-155391-0

公衆栄養学概論
友竹 浩之/郡 俊之・編
B5・171頁・本体2,600円(税別)
ISBN 978-4-06-155387-3

臨床栄養学概論
友竹 浩之/塚原 丘美・編
B5・192頁・本体2,600円(税別)
ISBN 978-4-06-155388-0

新・栄養学総論
友竹 浩之/桑波田 雅士・編
B5・176頁・本体2,600円(税別)
ISBN 978-4-06-155390-3

食品学総論 第3版
辻 英明/海老原 清/渡邊 浩幸/
竹内 弘幸・編
B5・175頁・本体2,600円(税別)
ISBN 978-4-06-155386-6

食品学各論 第3版
小西 洋太郎/辻 英明/渡邊 浩幸/
細谷 圭助・編
B5・175頁・2,600円(税別)
ISBN 978-4-06-155385-9

応用栄養学実習
木戸 康博/小林 ゆき子・編
A4・175頁・本体2,600円(税別)
ISBN 978-4-06-155375-0

公衆栄養学実習
金田 雅代/郡 俊之/酒井 徹/山本 茂・編
A4・142頁・本体2,600円(税別)
ISBN 978-4-06-155355-2

栄養教育論実習 第2版
片井 加奈子/川上 貴代/久保田 恵・編
A4・160頁・本体2,600円(税別)
ISBN 978-4-06-155381-1

献立作成の基本と実践
藤原 政嘉/河原 和枝・編
A4・151頁・本体2,400円(税別)
ISBN 978-4-06-155378-1

栄養生理学・生化学実験
加藤 秀夫/木戸 康博/桑波田 雅士・編
A4・174頁・本体2,800円(税別)
ISBN 978-4-06-155349-1

臨床栄養学実習 第2版
塚原 丘美・編
A4・173頁・2,700円(税別)
ISBN 978-4-06-155393-4

解剖生理学実習
森田 規之/河田 光博/松田 賢一・編
A4・180頁・本体2,900円(税別)
ISBN 978-4-06-155377-4

好評！既刊

- 基礎化学
- 基礎有機化学
- 基礎生物学
- 基礎統計学
- 栄養カウンセリング論 第2版
- 新・臨床栄養学
- 応用栄養学 第5版
- 食育・食生活論
- 生化学
- 栄養生化学
- 基礎栄養学 第3版
- スポーツ・運動栄養学 第3版
- 食品学
- 栄養薬学・薬理学入門
- 運動生理学 第2版
- 公衆衛生学 第3版
- 臨床医学入門 第2版
- 病理学
- 食品衛生学 第4版
- 解剖生理学 第2版

B5・2色刷・4色刷・141～319頁・各本体2,200～3,800円(税別)

東京都文京区音羽2-12-21
https://www.kspub.co.jp/
講談社
※表示価格は本体価格(税別)です。消費税が別に加算されます。
編集 ☎03(3235)3701
販売 ☎03(5395)4415